U0027714

\ 蘋果·甜

ABC懶人
瘦身蔬果汁

기적의 ABC주스

3種食材×一天一杯
快速瘦肚、高效減脂
喝出紅潤好氣色！

柳炳旭——著 林芳如——譯

目錄 Contents

PART 5 ABC 果汁常見 Q&A

PART **6** 果汁食譜

作者序

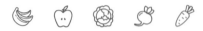

別再節食了，
改喝 ABC 果汁吧！

　　在這平均壽命百歲的時代裡，年齡只不過是數字。很多人不管幾歲都勇於挑戰自己想做的事，社交活躍，享受著業餘愛好。尤其是六、七年級生的人放在過去會被稱為老人，但是現在則被稱作「新中年人、OPAL 世代」，OPAL 是 "Old People with Active Lives" 的縮寫，二〇〇二年於日本誕生的概念。而且 OPAL 意為「蛋白石」，比喻五、六十歲的活躍年長消費者的生活就像彩色寶石般多采多姿。他們即使是在退休之後，也會尋找新工作，保持年輕的生活型態。曾有人說：「瑟瑟發抖的雙腿寸步難行，要趁心臟還在跳動的時候多走動。」在能夠挑戰新工作，享受豐富的閒暇生活的現代社會，我們應該注意的不再是年紀，而是健康。

哪個食物正在流行、某某食物對哪個部位有益或該怎麼吃才好等等，一年四季都能在各種媒體平台上看到這一類廣告。但是，那些食物真的有益身體嗎？每天都有數十篇探討食物成分和疾病之間的關係的文章問世，市面上充滿形形色色含有特定成分的藥丸或果汁商品。然而，攝取特定的食物真的有助於我們預防疾病嗎？

　　我們攝取特定食物含有的特定成分後不會立刻見效，但是最小單位的細胞會在不知不覺間最先發生變化。微小的變化就能預防輕微的頭痛、肌肉痛、高血壓、糖尿、新血管疾病或睡眠障礙等。反過來說，如果攝取即食食品這類有害身體的食物，食物裡頭的毒性物質會一點一滴地在體內囤積，可能會引發細胞變形或慢性發炎等各式各樣的疾病。

　　若是攝取對身體有害的食物，壞的體脂肪便會增加。本書將介紹對健康幸福生活造成影響的體脂肪和肥胖，除了廣為人知的 ABC 果汁之外，還有用高麗菜和香蕉製成的 ACC 果汁和 BBC 果汁。筆者長久以來反覆琢磨，欲傳遞客觀且令人安心的內容，告訴讀者該如何做好健康管理，過得更幸福健康一點。

　　——順天大學附設首爾醫院家庭醫學科教授　柳炳旭

A PPLE

B EET

C ARROT

PART 1

瘦身前，請先分辨
好脂肪與壞脂肪

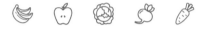

為什麼女生的腹部特別容易囤積脂肪？

　　我們通常看到油膩膩的食物，最先想到的是「脂肪含量好高」、「吃了會胖」或「對身體不好」等等。不過，脂肪其實和碳水化合物、蛋白質並列三大營養素，是體內的能量來源，扮演維持多種功能運作的重要角色。身體用不到的多餘脂肪會被儲存起來，作為緊急用能量。

　　每每步入新的一年，大家總是會跑去健身房測量體重和體脂率，努力減少體脂肪。但是買了一年的健身房會員之後，拿太忙太累當作藉口，健身房逐漸被拋到腦後。所以才會有健身房是靠大家的捐款營運的笑話吧。

　　我們這麼想消除的體脂肪是怎樣的脂肪呢？是否連體脂肪是什麼都不清楚就想對抗它？都說知己知彼百戰百勝，如

果知道脂肪是什麼、是怎麼形成的，那我們一定很快就能征服體內的多餘脂肪。

體脂肪指的是人體內的脂肪量。普通成年男性所擁有的體脂肪約為體重的 15%～ 20%，普通成年女性則是 20%～ 25%。依據年齡統計的腹部肥胖率，五十歲左右男性的肥胖比例比較高，但是從五十五歲起則是女性的比例居高。為什麼從五十五歲起，女性的腹部肥胖率會特別高呢？女性停經後，因為荷爾蒙失調、瘦素[1] 分泌的變化等等，脂肪在腹部合成、分解的過程當中發生異狀，比男性更容易產生脂肪，所以經歷停經期的中年女性小腹可能會變大。

都說人類是「荷爾蒙的奴隸」。荷爾蒙令我們時而憂鬱，時而開心，或是讓我們從食慾旺盛變得食慾不振。我們的日常生活隨著荷爾蒙的起伏發生變化，但是錯誤的飲食和生活習慣，會導致體內荷爾蒙失調。就算有減肥的念頭，成功與否仍取決於受生活習慣影響的荷爾蒙分泌，所以了解並改善控制我們身體的荷爾蒙十分重要。

---

1. **瘦素** 脂肪組織分泌的螺旋狀蛋白質，作用於下視丘的受體，抑制食慾，增加能量消耗。

前面提過抑制食慾的荷爾蒙瘦素，與之相反的是飢餓素[2]，它會促進食慾，讓我們產生飢餓的感覺。若想保持合適的體重，維持健康的身體，必須讓這兩種荷爾蒙達到平衡，所以穩定荷爾蒙是在保護我們的心理健康。荷爾蒙的穩定能讓我們以健康的精神狀態更加堅定地改變飲食和身活習慣。

大腿肌肉是成長荷爾蒙的血糖儲藏倉庫，可防止老化。雖然其他肌肉也很重要，但是對運動感興趣的朋友都會再三強調大腿肌肉的重要性。

大腿肌肉約占全身肌肉的30％，尤其是膝蓋負責分擔重量，吸收衝擊。如前面所述，大腿肌肉是最大的糖分儲藏所。而肌肉會將糖分儲存為肝醣[3]，阻止血糖急升，所以糖尿病和大腿肌肉息息相關。

發達的大腿肌肉血管彈性佳，可預防血液結塊，阻止脂肪和老廢物質囤積。大腿肌肉會持續燃燒代謝後過剩的能量，因此也有助於保持適當的體重。

強化大腿肌肉的運動有騎腳踏車、深蹲和做弓箭步等等，另外，步行到較近的地方，或站著搭捷運也是有效的運動方法。

大家都說少吃能省錢，能省到錢純粹只是因為伙食費減少的緣故嗎？雖然也能這麼說，但是從醫療費支出方面來看

的話，就不只如此了。

　　美國某間大學以二十至八十歲的人為對象，計算了不同體重所支出的醫療費用。研究指出，變胖之後罹患糖尿病、心血管疾病或癌症等疾病的風險會變高，所以隨之而來的醫療費用支出即有可能增加，健康惡化也可能導致工作效率下降，造成月薪收入的落差。

　　報告顯示，肥胖的二十幾歲女性透過少吃維持正常體重的話，將可省下約一百萬台幣，四十幾歲的人可省下約九十一萬台幣，五十幾歲的人平均可省下一百零五萬台幣。換句話說，年紀愈大，靠減重獲得的金錢利益愈多。為了健康和避免不必要的醫療支出，維持適當體重和保持健康，十分重要。

　　為了減重，我們來正式地了解脂肪吧。食物在被我們吃下肚進入體內後會轉換成能量，用來從事思考或運動等各種活動。剩下的食物則會被儲存為「脂肪」，而脂肪大致上可以分成白色脂肪、棕色脂肪和米色脂肪。

2. **飢餓素** 進食之前胃分泌的內分泌物，會使人感到飢餓。
3. **肝醣** 動物肝臟或肌肉裡的動物性多醣，是能量代謝的重要物質。

棕色脂肪

我們體內的棕色脂肪愈多，瘦得愈快。這是因為，棕色脂肪含有大量的粒線體[4]。粒線體內又有豐富的鐵質，所以脂肪呈棕色。雖然白色脂肪也有粒線體，但是含量不如棕色脂肪多。此外，棕色脂肪會接收白色脂肪組織提供的原料產生能量，協助製造熱能，促進新陳代謝。

粒線體能產生透過細胞呼吸維持細胞生命的能量 ATP。細胞進行呼吸作用來產生能量的時候，需要葡萄糖和脂肪酸。所以粒線體愈多，能使用的能量就愈多。而粒線體在我們呼吸的時候會產熱，因此具有燃燒體脂肪的效果。

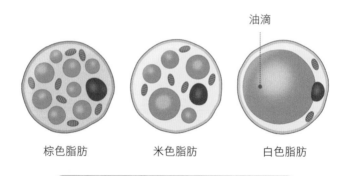

油滴

棕色脂肪　　　米色脂肪　　　白色脂肪

脂肪包含棕色脂肪、米色脂肪和白色脂肪。

人類是體溫維持在三十六至三十七度左右的動物，為了在外部溫度發生變化時也能保持恆溫，我們會消耗大量的能量。我們的身體之所以會冷到發抖，也是因為肌肉正在進行反覆收縮和放鬆，達到產熱效果的運動。

　　棕色脂肪的存在是為了讓人體保持恆溫。通常粒線體會利用葡萄糖和脂肪酸當作原料來產生能量，但是包含大量鐵質的棕色脂肪的粒線體則會產熱。雖然在我們體內產熱的棕色脂肪只在脖子、鎖骨、腎臟和脊髓等身體部位占了幾公克，但是它可以在寒冷環境下運作，所以當身體外部變冷的時候，它會燃燒人體儲存的脂肪，調整體溫，維持恆溫。

　　不過，胎兒或新生兒時期才有棕色脂肪，成人之後剩下的數量極少。隨著年紀增長，在女性身上發現的棕色脂肪比男性多，在苗條者身上發現的則比肥胖者多。一公克的棕色脂肪可以燃燒六千卡路里，而一公克的肌肉只能燃燒十三卡路里。仔細想來，棕色脂肪可以消耗的卡路里約為肌肉的四百六十倍。

4.　**粒線體**　真核細胞裡形似香腸的顆粒體，猶如細胞的發電廠，專門產生能量。

米色脂肪

米色脂肪是一種白色脂肪，在受到特定荷爾蒙的刺激後，功能和棕色脂肪一樣。尤其是它在寒冷環境中的功能和棕色脂肪一樣，生成於白色脂肪的細胞層。我們可以透過運動把米色脂肪轉換為棕色脂肪。有人可能會覺得運動只會長肌肉，其實肌肉細胞還會產生叫做鳶尾素[5]的荷爾蒙。此荷爾蒙分泌的話，米色脂肪就會發揮和棕色脂肪相同的功能。

我們也可以從飲食當中獲得棕色脂肪，其中具代表性的食物是蘋果。蘋果皮含有的熊果酸[6]有助於增加肌肉和棕色脂肪的量。除此之外，食用抗氧化劑維他命 A、C、E、硒，以及辣椒、蒜頭和甜椒等含有辣椒素[7]的食物，也可以讓米色脂肪發揮棕色脂肪的功用。

我們總是因為冬天太冷、工作太忙或週末太懶等等，對運動這件事一拖再拖。但是，減少體脂肪的方法終究只有運動和調整飲食習慣。讓像游泳圈一樣圍住腰部的米色脂肪轉換成棕色脂肪，並且刺激棕色脂肪的話，不僅可以預防肥胖，還可以預防成人病。

---

5. 鳶尾素 通常在運動的時候分泌，又叫「運動荷爾蒙」。
6. 熊果酸 具有阻止身體吸收脂肪，抑制肥胖的效果。
7. 辣椒素 從辣椒提煉的無色揮發性化合物，可增加辣味的成分。

米色脂肪轉換為棕色脂肪的情況

· 冬天在戶外運動

外部溫度下降時，棕色脂肪會變得更加活躍以維持體溫。因此，冬天覺得非常冷的時候，與其蜷縮起來，不如在充分暖身運動後走路或跑步。如此一來，棕色脂肪的量就會增加。尤其是一邊在戶外運動，一邊曬太陽的話，線粒體會因為褪黑素而活躍起來。

· 空腹狀態下做有氧運動

在空腹狀態下做有氧運動的話，可以讓能量發電廠粒線體開始運作，並增加棕色脂肪。為此，建議保持在稍微喘的程度下走路或輕鬆慢跑三十分鐘左右。

· 做肌力運動

透過伏地挺身或深蹲這類肌力運動來產生棕色脂肪的話，胰島素敏感度會變高，能有效治療肥胖或糖尿病。所謂的胰島素敏感度是指對胰島素的反應程度，敏感度下降的話，便無法對正在分泌的胰島素產生反應，而且血糖會升高。訓練肌力的話，肌肉會產生鳶尾素，當體脂肪減少時，米色脂肪就會發揮和棕色脂肪一樣的作用。建議各位持續地進行不會太累的運動。

- **站姿正確**

為了刺激豎脊肌裡的大量棕色脂肪，站立時必須維持正確的脊椎姿勢。肺部呼吸順暢的話，肌肉就會產生力氣刺激棕色脂肪。駝背的時候會壓迫到胸腔，使肺活量下降。

- **飲食規律**

眾所周知，為了健康著想，規律地用餐十分重要。早一點吃晚餐，又沒吃宵夜的話，持續到隔天早上的空腹時間才會拉長。此時白色脂肪會燃燒，棕色脂肪相對增加，所以盡可能提早吃晚餐，延長空腹時間比較好。

白色脂肪

又被稱為體脂肪，分布於屁股、大腿、腹部和上臂等全身。食物進入體內後所剩下的卡路里會變成脂肪儲存起來，而這就是白色脂肪。也就是說，用剩的熱量被儲存成中性脂肪，扮演著倉庫的角色。人在受到壓力的時候，會分泌刺激白色脂肪的皮質醇[8]或腎上腺素[9]等荷爾蒙，因而變胖。

白色脂肪依附於節食的人最想瘦下來的部位，例如屁

股、大腿和腹部等。不過，白色脂肪在我們體內扮演至關重要的角色，它可以維持體溫，保護內臟器官，抵消外部的衝擊，以及分泌多種荷爾蒙。但是過猶不及，如果白色脂肪因為肥胖而增長過多，體脂肪會妨礙新陳代謝，產生代謝症候群的異狀，對身體造成負面影響。所以為了讓白色脂肪能在體內發揮好的作用，最重要的是保持標準體重。

8. **皮質醇** 腎上腺皮質分泌的荷爾蒙之一，可以抗炎。
9. **腎上腺素** 腎上腺髓質分泌的荷爾蒙，促使交感神經興奮，具有增加血糖量、血壓上升、擴張氣管和止血的作用。

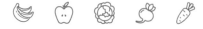

減脂前，搞懂
內臟脂肪與皮下脂肪

　　每到新年總有許多人一邊掐著自己肥嘟嘟的小腹，一邊下定決心未來的一年要減肥成功，盼望小腹可以最先消失。有些人拍照的時候怕露出一圈圈的小腹，所以會用手或包包稍微遮掩。變胖之後無論是坐下或穿衣服的時候，最不自在的地方就是腹部，所以大家才會最擔心有小腹吧。

　　最近十年來，重度肥胖人口約增加一點五倍，病態性肥胖人口約增加二點六倍。如果提到「變胖了」這句話，很多人都會說「脂肪增加了」，但是脂肪和我們所想的並不一樣，種類不只一種。脂肪又可以分成皮下脂肪和內臟脂肪，種類不同，其生長位置、消除方法和危險性也不一樣，所以重要的是去認識脂肪。

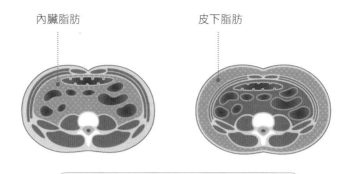

內臟脂肪　　　　　　　　皮下脂肪

有別於依附在皮膚底下的皮下脂肪（右），
內臟脂肪（左）是依附在內臟周圍的脂肪。

　　就算長了贅肉，也不全然都是屬於同一種肥胖。贅肉大致上也可以分成兩種，各位可以自我診斷看看，簡單地了解一下自己是哪一一哪種脂肪型肥胖。皮下脂肪和內臟脂肪的區分方法很簡單。從外觀來看，腹部有兩三圈的贅肉，小腹捏起來硬硬的不太好捏的話，屬於內臟脂肪型肥胖；從外觀來看，肚子像蝌蚪般凸出，捏起來厚厚軟軟的部分很多的話，則屬於皮下脂肪型肥胖。

內臟脂肪

　　內臟脂肪指的是包覆在內臟周圍的脂肪。脂肪依附於血管、心臟、肝臟、胰臟、肌肉的上面，會提高罹患心血管疾

病的風險，但是我們很難確認到脂肪包覆住內臟的情況，所以平日要多加留意。

內臟脂肪增加的話，從身體側面來看，體型呈 D 字形。這種體型很常在四十幾歲的男性身上看到，最典型的例子是中年大叔的小腹。

二〇一五年聯合國調查全球人類的體質與平均壽命，重新劃分了年齡的定義範圍。根據聯合國，十八歲到六十五歲為青年人，六十六歲到七十九歲是中年人，八十歲到九十九歲是老年人，一百歲以上則是長壽老人。

有些人可能會覺得「歐吉桑（或歐巴桑）有小腹也沒關係，有誰會說什麼嗎？」但是現在時代變了。這不僅攸關個人外貌的管理，從健康方面來說，我們也要多加小心。內臟脂肪過多的肥胖症很可能導致動脈血管硬化、高血壓和第二型糖尿病等疾病，所以必須多加小心。

基本上，脂肪應該只會儲存在脂肪細胞當中，在不應該出現的內臟器官出現的脂肪叫做異位脂肪（Ectopic fat）。它會分泌誘發炎症的細胞激素[10]，降低胰島素的效率，增加罹患心臟疾病或糖尿病病的風險。這種內臟脂肪大部分都是因為不規律的飲食習慣或不佳的生活習慣所產生的。囤積量愈多，分泌的發炎物質就愈多，進而擾亂胰島素，增加罹患代謝疾病的風險。

換句話說，內臟脂肪量愈多，愈有可能發生動脈硬化和增加胰島素的阻抗。而且大部分的肌肉會隨著年紀增長而萎縮，這與其說是因為不運動導致的，倒不如說是因為讓肌肉成長的荷爾蒙減少了。

　　肌肉的基礎代謝量比脂肪高，所以肌肉減少的話，就算吃得比以前少，也會變胖。基礎代謝量是維持生命所需的基本能量，比方呼吸等，維持生命所消耗的最低限度熱量。

　　近來，肥胖人數大量增加，肥胖併發症也有增加的趨勢。大致上，內臟脂肪型肥胖者的體脂肪率、身體質量指數（BMI）、腰圍、糖化血色素、中性脂肪、空腹時的血糖等，皆高於皮下脂肪多的人，而且好的膽固醇偏少。因此，我們應當預防內臟脂肪的囤積。

　　除了肉眼可見的小腹，還有一點需要一起注意。那就是許多人執著的體重，這些人尤其在意體重開頭的數字和 BMI 指數。BMI 是一種利用身高體重，估計脂肪量的肥胖測量方法。正常 BMI 為 18.5 ～ 24.9kg ／㎡，過重至一級肥胖為 25 ～ 29.9kg ／㎡，二級肥胖為 30 ～ 34.9kg ／㎡，三級肥胖為 35kg ／㎡以上。

....

10. **細胞激素** 血液含有的免疫蛋白之一。

執著於數字的我們經常忽略一件事，那就是腰圍。夢想擁有螞蟻腰，一味追求腰圍尺寸和數字，甚至有人開玩笑地將身體尺寸比喻成可樂玻璃瓶的 34 － 24 － 36。

腰圍是「健康的周長」。腰圍增加，意味著代謝有異。男性腰圍超過九十公分以上，女性腰圍超過八十公分以上的話，得到糖尿病的風險是普通人的兩倍以上。此外，研究結果顯示，體重和腰圍都超過正常體重的人，和體重腰圍正常的人相比，得到糖尿病的機率為二點七倍、高血壓二點二倍、高脂血症約兩倍。

我們普遍認為體型較胖的人得到糖尿病或高血壓的機率很高，但是光靠體重判斷是否有肥胖症的話，體重正常但屬於內臟脂肪型肥胖的人，很可能不會意識到自己也有罹患糖尿病、高血壓或高脂血症這類慢性疾病的風險。

因此，為了有效管理健康，除了量體重之外，還要定期測量腰圍，逮住威脅健康的內臟脂肪。

為了節食，一下子減少每日卡路里攝取量的話，與荷爾蒙相關的代謝率會下降，最後變成不容易變瘦的體質。因此，攝取血糖數值低的纖維素類碳水化合物和脂肪的話，就可以健康地減重。

瘦胖子

二十至三十幾歲的女性之中，很多人四肢纖瘦卻有小腹。體重明明很正常，BMI 指數卻很高的人就叫作「瘦胖子」。大部分的瘦胖子為了消除凸出的小腹而報名健身房後，會發現和體脂肪量相比，自己的肌肉量遠遠不夠。

大致上來說，就算 BMI 指數低於 25，男女的體脂肪率分別超過 35％、30％的話，就算是瘦胖子。之所以必須一起留意 BMI 和體脂肪率，是因為就算脂肪和肌肉的體積一樣，肌肉還是比脂肪重得多。所以就算看起來很瘦，只要脂肪比肌肉多的話，就有可能屬於肥胖。

身體質量指數（Body Mass Index，BMI）

一種利用身高體重，衡量脂肪量的肥胖測量方法，體重（kg）除以身高（m）的平方後得出的數字。BMI 的標準值是 18.5，低於標準值屬於過輕，18.5 至未滿 25 為正常，25 以上為肥胖。

$$身體質量指數 ＝ 體重（kg）÷ 身高（m^2）$$

體脂肪率

　　體脂肪率指的是，脂肪在整個體重中所占的比率。從體脂肪率來說的話，即使身材乾瘦，只要脂肪比肌肉多就算肥胖。尤其是瘦胖子四肢纖細，看起來不像是肥胖，只要衣服穿搭得當，看起來就很瘦，所以容易疏忽了這一點。

　　擁有暴飲暴食或飲酒等不良生活習慣的人或是挨餓節食的人，很容易變成只有小腹變大的瘦胖子。挨餓節食的效果立竿見影，雖然看似減肥成功，但是最後會出現溜溜球效應，不是減掉的體重反彈，就是體重反而比以前重。這樣的惡性循環反覆發生的話，就會變成胖瘦子體質。

　　挨餓節食的時候，水分、肌肉和蛋白質全部都會流失掉，所以有些人採取激烈手段節食的話，看起來會比實際年齡還要老。變成瘦胖子體質的話，肌肉量的減少速度會比體脂肪還要快。而且瘦胖子的內臟脂肪多，得到高血壓、糖尿病或高脂血症等成人病的風險更高。

　　因此，瘦胖子每天最少應該運動三十分鐘以上，增加肌肉量，提高基礎代謝量。而且改善飲食習慣也十分重要，應該減少碳水化合物的攝取，增加蛋白質和蔬果的攝取量。

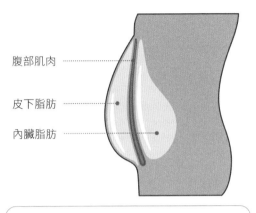

皮下脂肪是依附於腹部肌肉外層的脂肪。

皮下脂肪

是皮膚底下的脂肪，常稱之為啤酒肚的小腹贅肉、手臂肉和背肉都是皮下脂肪。由於它依附的部位和皮膚很接近，光看外表就能一眼看出來那是脂肪。雖然皮下脂肪的致命性不如有罹患代謝疾病風險的內臟脂肪，但皮下脂肪一旦產生便很難消除。

但是，我們不能因為皮下脂肪的威脅性低就感到安心。雖然在儲存能量或維持體溫等方面來說，它是不可或缺的存在，但它會影響與胰島素生產有關的脂聯素 [11] 分泌，提高罹患心臟疾病或糖尿病的風險。

---

11. 脂聯素　脂肪組織所分泌的蛋白質之一，具有產生胰島素阻抗的重要功能，是可以治療肥胖和糖尿病的物質。

在眾多的荷爾蒙當中，我們所渴望的「減肥荷爾蒙」脂聯素，是脂肪組織所分泌的荷爾蒙之一，可以抑制肝臟的糖生成，吸收肌肉的葡萄糖和促進脂肪酸氧化。此外，脂聯素還可以提高胰島素敏感性，改善人體代謝率，發揮抗炎和保護血管的作用。二〇〇七年，紐約愛因斯坦醫學院的瑪麗亞教授團隊公開的研究也受到了矚目。該團隊進行老鼠實驗後發現在脂聯素充足的時候，就算攝取過多的卡路里，也不會產生胰島素阻抗和肥胖。

如果想促進減肥界的魔法荷爾蒙脂聯素分泌，就必須實踐飲食療法，同時運動和矯正生活習慣。最理想的方法是，均衡地攝取像是豆腐的豆類食品、海帶這類的海藻、秋刀魚和鯖魚等青背魚、蘋果和番茄等蔬果，以及進行有氧運動來增加肌肉。

兒童肥胖

大人總是說小時候長的肉都會轉變成身高，對小孩子說多吃一點也沒關係，要他們盡量吃。兒童的成長期當然需要大量的營養供給，但是也不能因此不分種類，一味地大吃大喝。

好吃的零食、即食食品和碳酸飲料等等，這些小孩愛吃的食物隨手可得。小孩子攝取了這些食物，下課後又得去各

種補習班上課，週末在電腦和電視前度過的時間又比在外面玩耍的時間還要久。所以兒童肥胖相較以前有增加的趨勢。

所謂的兒童肥胖是指，從幼兒期到青春期為止的年齡層，其體重超過身高相同的兒童標準體重 20％，而且 50 ～ 80％的兒童肥胖會演變為成人肥胖。因為肥胖兒童的脂肪細胞數量比體重正常的兒童還要多、還要大。

如果比較長大後突然變胖的人和從小肥胖的人的脂肪細胞，會發現後者的脂肪細胞數量更多。在長大後才變胖的話，只有脂肪細胞的大小變大，但是在小時候變胖的話，不僅脂肪細胞會變大，數量也會隨之增加。由於帶有許多的脂肪細胞，經歷過兒童肥胖的人長大之後變胖的可能性也會變高。

罹患兒童肥胖的危險之一，是成長荷爾蒙的分泌會不夠旺盛，有礙於小孩健康成長。此外，肥胖兒童體內的脂肪細胞會刺激性荷爾蒙，提高發生性早熟的風險。

如果是嚴重的兒童肥胖，還可能會同時出現高血壓、糖尿等成人病。除此之外，也有可能產生膝蓋關節、呼吸障礙方面的各種問題，所以初期的管理十分重要。

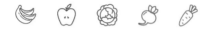

脂肪不是壞人
身體不能沒有它

看到這裡，你可能會覺得脂肪好像對身體很不好，但是我們真的不需要脂肪嗎？出乎意料的是，脂肪是保護身體和產生能量的必要物質。現在讓我們來了解脂肪在人體內所扮演的角色吧。

能量的來源

脂肪是我們身體的能量來源。一般來說，每十公斤的脂肪約可以產生八萬卡路里的能量，可以使用四十至五十天以上。你可能會覺得吃下脂肪之後，脂肪會在體內堆積，但是其實大部分的脂肪會先用在產生能量上。產生能量後剩下的

多餘的碳水化合物、產生肌肉後剩下的多餘的蛋白質，最後才會被儲存為脂肪。缺乏營養供給的時候，我們會先分解儲存在體內的脂肪，提供能量給需要脂肪的部位，例如以大腦為首的心血管系統和所有的內臟器官。

脂肪層儲存著膠原蛋白和脂肪，所以脂肪不夠的話，活動力會下降，並造成皮膚乾燥、濕疹等皮膚問題。此外，脂肪對脂溶性維他命的合成十分重要，所以脂肪不夠的話，可能會造成缺乏脂溶性維他命的副作用。無論是缺乏營養供給，還是需要合成細胞的時候，脂肪都會被當作能量的來源，供人體使用。

幫助吸收維他命

脂溶性維他命 A、D、E 和 K 屬於必需維他命，沒有了脂肪，人體便無法吸收這些維他命。人體吸收、儲存部分維他命的時候需要脂肪，所以每日的脂肪攝取量不足或是進行低脂節食的話，就算我們攝取了必需維他命，在缺乏幫忙吸收的脂肪的情況下，還是有可能會發生機能障礙。

> **脂溶性維他命的功能**
>
> ・ 維他命 A：保持眼睛健康、保護視力
> ・ 維他命 D：促進鈣吸收、維持骨骼健壯、增進免疫力
> ・ 維他命 E：保護細胞
> ・ 維他命 K：凝固血液

調整體溫

　　儲存於脂肪組織的脂肪細胞是體內最大的能量儲藏庫，扮演隔熱材料的角色，可以保持熱度，使身體維持在特定的溫度。而且脂肪包覆著重要器官，可以在我們突然移動或受到外部衝擊的時候保護內臟。

　　肌肉組織含有少量的棕色脂肪，具有保持身體溫暖的功能。通常冬眠動物或幼兒體內含有大量的棕色脂肪，所以他們的體溫更高。而我們特別討厭的皮下脂肪具有隔熱效果，所以適量的皮下脂肪也有助於維持溫度。

產生荷爾蒙

　　脂肪會在大腦、肝臟和肌肉等部位分泌荷爾蒙，參與脂肪代謝。尤其有助於順利地分泌性荷爾蒙、生長荷爾蒙等多種荷爾蒙。

　　脂肪增加的話，會促進瘦素和性荷爾蒙的分泌。而脂肪細胞是女性荷爾蒙雌激素的主要供給來源，所以男性累積過多脂肪細胞的話，可能會引起問題。體脂肪過度增長的男性的脂肪會大量分泌可轉換成女性荷爾蒙的酵素，使得乳腺發達，產生男性女乳症，最後破壞掉性荷爾蒙的平衡，降低生育能力。

　　脂肪會儲存或釋放製造好的類固醇激素，女性進入更年期之後，脂肪則會釋放叫做雌二醇[12]的荷爾蒙。過量的荷爾蒙分泌會提高罹患子宮肌瘤、卵巢癌和乳癌的機率。

　　眾所周知，隨著年紀增長，生長荷爾蒙的分泌量會愈來愈少。有些人可能會問我們不再長高的話，還需要生長荷爾蒙嗎？因為名稱含有「生長」這兩個字，所以才會產生這樣的疑惑吧。事實上，生長荷爾蒙和肌肉、細胞的再生也有關

---

12. **雌二醇** 女性荷爾蒙之一，產生自卵巢濾泡，會刺激第二性徵的形成，又稱濾泡荷爾蒙。

係，所以它對非發育期的成人來說也很重要。

很多人哪裡受傷的話就會說「年紀大了，恢復得很慢」。實際上，從科學角度來看的話，年紀愈大，生長荷爾蒙的分泌量愈少，所以再生能力才會下降。

逐漸掉髮導致髮際線後退、頭髮或手指甲變得薄細又沒有生氣、記憶力衰退、四肢肌肉流失而變成四肢纖瘦但肚子圓滾滾的體型、性功能退化等等，這些情況都會在生長荷爾蒙不足的時候發生。因此，維持適量的脂肪，促使肌肉和細胞再生十分重要。

保護腦部與身體

包覆大腦的那層膜大部分都是由脂肪形成。而且脂肪會在眼睛分泌油脂，預防眼球乾燥、產生厚厚的腸胃黏膜保護胃臟、強化脂肪細胞膜，阻止水分蒸發，保持皮膚水嫩。

脂肪在我們體內扮演許多的角色，所以脂肪不是非消滅不可的存在，過多的脂肪才是問題，我們的身體是需要適量脂肪的。

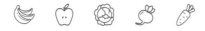

別讓**壞脂肪**
成為你健康的絆腳石

　　到目前為止，我們了解了脂肪的重要功能。脂肪是身體的必要元素，可提供能量，有助於吸收營養和維持體溫。而且可以分成好幾種脂肪，好的脂肪可以保護心臟，維持我們的健康，但是過多的脂肪卻會給心臟造成負擔，增加多種疾病的罹患風險。

　　脂肪是維持體溫的必要存在，每一公克的脂肪可以轉換成九卡路里的能量。必需脂肪酸會生成荷爾蒙、保護皮膚、調節炎症等等，所以我們一定要攝取脂肪來維持健康。雖然25％的食物攝取菜單需要脂肪酸，但是脂肪過度增加的話，也會造成脂肪細胞的基因顯現和訊號傳遞系統出現異常。

　　接下來要了解的是游離脂肪酸。脂肪細胞的脂肪儲存愈

多，游離脂肪酸增加的愈多，蛋白質合成的增加造成的代謝壓力愈高，損傷細胞的活性氧產量也會增加。因此，囤積過多脂肪的肥胖狀態可能會引發高血壓、糖尿病、高脂血症和動脈硬化等疾病。

游離脂肪酸

脂肪酸是重要的能量來源，在能量代謝過程中會產生大量的三磷酸腺苷（ATP）。血液中的脂肪酸又被稱為游離脂肪酸，主要存在於心臟肌肉、骨骼肌，當作其他新陳代謝的部分能量來源。換句話說，如果運動量不足或攝取過多的熱量，就會產生過多的脂肪酸，可能導致在血管發生的動脈粥樣硬化。

某些瘦胖子外表看起來一點也不胖，而且體重正常，但是內臟脂肪卻很多，自己不容易察覺到肥胖的主觀症狀，也沒意識到糖尿病這類成人病的發展狀態，所以更加危險。因此，即使外表看起來不胖，只有是腰和肚子明顯凸出的人都要多加注意管理小腹。

也有研究顯示，內臟脂肪對東方人的危險性比對西方人或非洲人的大。西方人的身體比東方人長，東方人雖然看起來相對矮小，但是以同樣的體脂量來說的話，東方人的內臟

脂肪比西方人還要多。

為什麼內臟脂肪變多的話不是好事？因為膝蓋痛而去醫院的人，醫生應該對你說過要減肥吧。想得簡單一點，兩隻細細的腿必須支撐上半身和小腹，膝蓋當然會很辛苦。

很多人夢想在變成白髮蒼蒼的長壽老人之後，也能和心愛的人環遊世界，跑遍全國各地。為了能和心愛的人用雙腳走路，健康長久地一起旅行，從現在開始保養雙腿和膝蓋是很重要的。

每增加一公斤的體重，對膝蓋造成的壓力最多會增加五倍，跑步造成的衝擊則會增加為十倍。因此，肥胖會使骨關節炎的危險性增加一點六倍。相反地，也有案例顯示肥胖者減輕五公斤的話，即可讓骨關節炎的發生風險減少 50％之多。

那麼，為了避免對膝蓋造成壓力，肥胖者不可以走路或跑步嗎？比起跑步，同時進行對膝蓋或腳踝關節負擔較小、有點喘的步行運動和深蹲比較好。不過，運動後關節持續疼痛兩小時以上的話，就要一邊減輕運動量或調整強度一邊減重。

有一定的年紀後，會碰到因為年紀一大把，無論是做運動還是做什麼，怎麼減肥都減不掉的狀況。有些女性也會因為每年愈來愈胖，導致經期不順而去看醫生。

過量的脂肪產生雌激素的話，卵巢內的分泌和平衡會遭到破壞，進而發生以上的現象。除了肥胖，體重過輕也會使

經期不規律，導致陰道出血或無月經症等。

處於肥胖狀態的話，脂肪組織會分泌酵素，增加女性荷爾蒙的量，多囊性卵巢症候群便是同時伴隨不規律的經期症狀的代表性疾病。它的特徵是會讓經期不規律、體毛變粗、胰島素阻抗造成的腹部肥胖等問題，變得更嚴重。

內臟脂肪增加的話，會過度分泌雌激素。雌激素會變成男性荷爾蒙睪酮，體毛跟著變粗，還會令多囊性卵巢症候群惡化，陷入惡性循環。

若是健康地節食，不僅可以矯正身體的失調狀態，穩定荷爾蒙，改善經期不順，還有助於排卵期穩定下來，預防不孕和難孕。

荷爾蒙失調是血脂肪異常和血管內皮損傷的原因。動脈中發生動脈粥樣硬化的話，在血液裡流動的血栓會堵住縮窄的血管，血液因此被堵住而發生梗塞，甚至有可能發生血管承受不了壓力而爆裂的現象。

腦梗塞通常發生在五十幾歲以上的人身上，但是近來因為肥胖人口增加、壓力太大、受西方飲食習慣影響等等，發病年齡逐漸降低。腦組織一旦壞死，無論採取什麼治療都很難痊癒，所以早期預防相當重要。

為了減少內臟脂肪，一定要多運動並改善飲食習慣。透過運動提高基礎代謝量，攝取有助於減少內臟脂肪的 ABC、ACC 和 BBC 果汁中的膳食纖維。

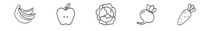

脂肪這樣吃
又瘦又健康

　　每個人迎接一天的方式都不一樣,吃飽喝足開始一天的人、喝完一碗牛奶泡麥片不用五分鐘的人、趕著上班在地鐵驗票閘門附近買三明治來吃的人、不吃早餐,選擇多睡十分鐘的人等。

　　但無論是以什麼樣的方式迎接早晨,早餐都非常重要,因為它能夠喚醒沉睡中的各種器官,提供我們展開一天生活所需的能量;午餐是負責提供我們下午活動中所需要的力量;晚餐則讓我們可以儲存明天所需的能量,並幫助消除累積一天的疲勞物質,藉以獲得更好的睡眠品質。

現代人的錯誤飲食習慣

- 早上挨餓，晚上大量進食。
- 只吃想吃的東西。
- 壓力大的時候愛吃重口味的食物。
- 一次吃很多。
- 趕時間狼吞虎嚥。
- 如果面前有愛吃的食物，就算吃飽了還是會吃。
- 晚上有點餓就會吃宵夜。
- 看電視或玩電腦的時候習慣吃東西。
- 喜歡炸雞或披薩等油炸食物。

　　以上是現代人常有的飲食習慣。進入現代社會後，接觸了比以前更多的人工毒素和化學合成物。除了食物之外，清潔劑、纖維等我們周圍的化合物通通都會透過不同的途徑進入我們人體內。雖然化合物進入體內後，會根據各自的特性排到體外，但是某些物質仍會留在體內造成負面影響。

　　化學合成物或人工毒素進入人體後，會降低排毒功能和自然治癒能力，引發癌症、糖尿病、心血管疾病或自體免疫障礙等等，所以我們應該要保護好身體的排毒器官。

　　我們的身體本來就有一套免疫系統，當各種病毒或外部

物質入侵體內的時候，免疫系統會啟動防禦，避免入侵物對身體造成負面影響。化合物跑進體內的話，免疫系統會先嘗試排毒，但是化學合成物過度囤積導致無法排毒的話，體內的排毒功能將無法正常運作，生殖系統、內分泌、肝臟、肺臟和免疫系統都會出現異常。

我們已知人工化合物對身體不好，但是也無法因此避開生活中如影隨形的合成物，例如食物、各種洗滌劑、化妝品和纖維等。因此，我們必須透過排毒作用，努力清除體內囤積的老廢物質和毒素。為了往後的健康人生著想，重要的是少吃的時候不要餓肚子或降低卡路里，要維持適當的體重，好好攝取食物。

我們的身體看起來很簡單，但是從微小的細胞到荷爾蒙，各司其職，互相影響，生死與共。脂肪也會和其他器官或營養素互相作用，對我們的身體帶來深遠的影響。

像獅子這種肉食動物不吃碳水化合物，只吃蛋白質或脂肪的話會變強嗎？答案是，雖然肉食動物不一定要攝取碳水化合物，但也不是完全不需要。過量的碳水化合物對肉食動物有害，而少量攝取的優點是它可以發揮比蛋白質相對高的能量效率，所以肉食動物也會攝取碳水化合物。

肉食動物攝取碳水化合物的方法是獵捕草食動物，食用牠們的內臟，攝取其中的部分碳水化合物。因此，就算聽到

吃素有益健康的話，也不要完全不攝取脂肪，還是要一起攝取脂肪讓身體產生脂肪。

現在我們知道肥胖問題不是攝取脂肪所導致的了。那麼，脂肪吃得愈少愈好嗎？大量攝取的話，一定會造成問題和變胖嗎？

以前的我也以為攝取脂肪的話，脂肪會變多，所以毫無來由地將脂肪拒絕於千里之外。但是其實問題出自於我沒有挑選脂肪的種類，吃了太多錯誤的脂肪。

脂肪和我們想像的不一樣，根據種類的不同，脂肪會對身體產生正面或負面的影響。我們之所以變胖，是因為吃太少對健康有益的脂肪，攝取太多對身體有害的脂肪。

有些人擔心膽固醇過高，不願意吃肉。但是如果沒有以蛋白質或脂肪為原料的賀爾蒙，那性功能或內分泌功能有可能會衰退，無法維持正常的身體機能，使得健康惡化。所以與其擔心脂肪或膽固醇過多，還不如攝取均衡的飲食，這樣更有益於身體。如果患有高脂血症（血脂異常症），諮詢主治醫師，則為接受適當的治療。

現在要談的膽固醇數值是指血液含有的膽固醇量。膽固醇總量未達 200 mg／dL、中性脂肪未達 150 mg／dL、LDL 膽固醇未達 130 mg／dL、HDL 膽固醇大於 40 mg／dL 的話，皆屬正常範圍。

區分	正常	小心	危險
膽固醇總量	未達 200	200～239	大於 240
LDL 膽固醇	未達 130	130～159	大於 160
HDL 膽固醇	大於 40		未達 40
中性脂肪	未達 150		

膽固醇正常範圍（單位：mg／dL）

　　研究結果顯示，尤其是患有高血壓、糖尿這類血脂異常和心血管疾病的人，攝取膽固醇含量高的食物時，其膽固醇總量和 LDL 膽固醇數值比沒有血脂異常症的人高。

　　在春節或中秋等重要節日吃到的油膩膩的月餅、用醬油熬煮的燉排骨、各種酥脆的炸物和烤肉串等等，都是高卡路里的代表性膽固醇食物。此外，我們平日裡常吃的蛋黃每一百公克就含有一千五百微克左右的膽固醇，所以也是數一數二的高膽固醇代表性食物。以一百公克為基準，牛骨髓、魷魚仔、烤魷魚、銀魚乾、鱈魚乾、生小卷和蝦子等食物的膽固醇含量都很高。

　　血脂異常症患者攝取過多對人體不好的脂肪和各種食物的話，留在體內的碳水化合物會變成脂肪儲存起來，能量無

法被利用而剩下來。能量被留下來的話,肝臟裡的膽固醇合成會更常發生,或是膽固醇總數值上升,產生胰島素阻抗。

因為過重或肥胖而患有第二型糖尿病的患者減重的話,可以改善胰島素敏感性、血糖、高血壓和血脂異常症等。實際上研究結果顯示,肥胖、過重的成人每減重十公斤,膽固醇總量即減少了 8.9 mg ∕ dL。當體重減少 5％～10％的時候,血清中性脂肪減少了 20％。

所以為了維持適當的體重,攝取身體所需的食物十分重要。為了防止 LDL 膽固醇增加,比起膽固醇高的食物一律都不吃,更重要的是控制含有高膽固醇的食物攝取量。

不是吃肉膽固醇就一定會增加,如果愛吃零食、甜甜圈、蛋糕、咖啡或泡麵這些含有大量飽和脂肪或膽固醇的食物,膽固醇照樣有可能會上升。所以與其完全避開肉類,重要的是以攝取瘦肉為主,規律地運動和戒酒。

近來,糧食問題逐漸浮上檯面。以印度、中國和非洲地區為首,全球面臨糧食危機,也有許多關於替代食品的研究正在進行。與此同時,素食主義也引起了眾人的關注。

素食主義逐漸延伸為保護環境,對社會負責,解決全球飢餓問題的方法。或許是因為這樣,美國人早上開始改吃全穀鬆餅、水果和蔬菜,取代培根和歐姆蛋。

很多人說為了節食或預防慢性疾病,要多吃蔬菜。但

是，排除肉類或碳水化合物，三餐只吃蔬菜的話，真的能變健康嗎？

凡事過猶不及，只吃蔬菜或水果的話，雖然會因為卡路里低而減肥成功，但是攝取的食物很有可能缺乏脂肪、鐵質或鋅等特定營養素而有害健康，所以我並不提倡吃素。為了地球、為了我們的身體、為了往後的健康人生著想，重要的是攝取適量的食物並獲得充分的睡眠，不要攝取過多的食物。

認識好脂肪與壞脂肪

前面說明了體內儲存的脂肪，現在我們要聊的是吃下肚的脂肪。一提到脂肪，大部分的人都會浮現不好的印象，但是正如我前面所說的，問題不在於脂肪本身，而是在於過度攝取壞脂肪這件事之上。

有些人為了節食會研究食物含有的脂肪多寡。現在就讓我們來了解一下脂肪攝取量過少的話，會出現什麼症狀吧。

第一，口腔內部容易發炎。像脂肪這種動物性食物攝取不足，又累積疲勞的話，口腔內部便很容易發炎。脂肪是保護口腔黏膜的必要物質，所以我們必須攝取肉類或海鮮類來製造能量，提高免疫力。尤其是橄欖油、牡蠣或瘦肉含有的蛋白質可以轉換成能量，最好在早上或中午時攝取。晚上吃

的話，有可能會轉換為中性脂肪，再變成內臟脂肪。

第二，頭髮變細、變乾燥，大量掉髮的現象都和脂肪有關。維持適量的脂肪，才能順利供給營養給頭皮和毛囊周圍。

第三，脂肪是包覆大腦細胞膜的主要成分，所以脂肪攝取量不足的話，大腦活動可能會變遲鈍，記憶力下降。當我還是學生的時候，寧可多睡十分鐘也不要吃早餐，大人總是對我說要吃早餐才能念好書。當時的我並不知道理由，但是現在看來長輩說的是對的，想讀好書就要按時吃飯。

為了大腦的健康，重點是要攝取含有大量必需脂肪酸之一的 Omega-3 的鯖魚或牡蠣等等。Omega-3 脂肪酸有助於預防攻擊腦細胞的 β 類澱粉蛋白質 [13] 在大腦囤積，可減少儲存記憶的海馬迴神經細胞的損失，改善記憶力。

Omega-3 脂肪酸種類包含 α- 亞麻酸 [14]、EPA[15] 和 DHA[16]。α- 亞麻酸的營養功能目前尚未充分揭露，但是 EPA 和 DHA 為大眾所熟悉，具有改善血流和抗發炎的效果。

最後一點是，減少脂肪攝取量的話，糞便可能會變得稀軟。脂肪會包覆胃臟的黏膜，保護內壁，所以脂肪攝取不足

---

13. β 類澱粉蛋白質 在阿茲海默症患者腦中發現的，澱粉樣蛋白斑塊的主要成分。

14. α- 亞麻酸 亞麻仁油、核桃油等植物油內含有豐富的 α- 亞麻酸。

的話，無法阻擋壓力和食物造成的刺激，進而造成胃發炎，而且會因為無法吸收養分，經常腹瀉。此外，**攝取大量蔬菜之後仍出現糞便稀軟的症狀的話，食用瘦肉或包含植物油的食物便很重要。**

基於上述的種種理由，我們應該拋棄脂肪會對身體造成負面影響的偏見，弄清楚什麼是「好脂肪」、什麼是「壞脂肪」。而脂肪可分成三種，分別是不飽和脂肪、飽和脂肪和反式脂肪。

不飽和脂肪

堅果類、植物油、蔬菜和青背魚等食物含有的不飽和脂肪，可以降低膽固醇數值，促進血液循環，有助於預防心血管疾病。

缺乏不飽和脂肪的話，可能會產生健忘症或憂鬱症，但是人體無法自行製造不飽和脂肪，一定要透過食物來攝取。不飽和脂肪主要來自植物油、堅果類、酪梨、秋刀魚、鯖魚、鮭魚和鮪魚等食物。

---

15. EPA 不會在人體內生成，必須從浮游植物、綠球藻、魚類或魚肝類等食物來攝取。
16. DHA 不會在人體內生成，必須從青背魚或魚貝類等食物來攝取。

我們進行節食的時候，通常會運動和規劃菜單，最難忍受的時候就屬美食擺在眼前的那一刻。每當這個時候，我們總是會自我合理化，跟自己說：「沒關係，吃生魚片也不會胖。」因為這一句惡魔的悄悄話，一口接一口地吃下生魚片。生魚片的脂肪看起來比肉少，吃起來彈牙，好像不容易變胖。

很遺憾的是，吃生魚片也會變胖。稍微能安慰到我們的是，雖然無論吃什麼都會變胖，但是魚類含有的脂肪和肉類含有的脂肪不一樣，魚類的不飽和脂肪酸含量很高，所以對身體更有益。

不飽和脂肪酸富含人體無法合成的必需脂肪酸。必需脂肪酸可以降低我們熟知的壞膽固醇 LDL 膽固醇數值，提高抗氧化、抗發炎的好膽固醇 HDL 膽固醇數值。因此，**攝取大量必需脂肪酸的話，血液循環會變得順暢**，LDL 膽固醇滲入血管壁的動脈硬化等等，這類成人病的發病率也會降低。

必需脂肪酸屬於不飽和脂肪酸之一，人體無法自行合成足夠的量，所以是我們得透過食物攝取的脂肪酸。如同它的名字裡帶有「必需」這兩個字，是我們體內不可或缺的東西，必需脂肪酸不足的話，會造成停止發育的問題。

次亞麻油酸、亞麻油酸和花生四烯酸都是必需脂肪酸，屬於不飽和脂肪酸。麻油、大豆油、玉米油、向日葵籽油和

紅花籽油等植物油富含次亞麻油酸,且次亞麻油酸是皮膚的組成成分之一,與皮膚健康關係密切。花生四烯酸主要來自肝臟或動物性脂肪,是和發炎反應之調節有關的脂肪酸。雖然細胞和身體的成長需要必需脂肪酸,但是人體無法自行生成,所以一定要攝取食物來獲得。

我們熟悉的 Omega-3、Omega-6 在調節發炎方面,扮演重要的角色。人們經常服用營養補充劑來獲得 Omega-3,主要包含 DHA 和 EPA 的魚類或綠葉蔬菜含有大量的 Omega-3。在 Omega-3 攝取量不足的情況下,攝取大量 Omega-6 的話,原是必需脂肪酸的 Omega-6 會變成誘發發炎反應的媒介,所以攝取適當的量相當重要。

飽和脂肪

飽和脂肪會在體內製造細胞膜,調節體溫,生成脂肪組織,所以是必要的營養成分,但是大量攝取的話有礙身體健抗,所以被稱為壞脂肪。肉類、豬油、培根、奶油、起司或美乃滋裡含有的飽和脂肪,具有和膽固醇合成的特性,大量攝取的話,壞膽固醇 LDL 膽固醇數值會上升。

攝取過量的飽和脂肪,可能會罹患卵巢癌、乳癌或胰臟癌,並出現阿茲海默症、帕金森氏症等大腦功能障礙。此

外，血管健康惡化會造成動脈硬化，血壓上升，罹患肥胖、心血管疾病或腦中風的風險也會增加。

反式脂肪

為了防止不飽和脂肪酸酸敗，延長保存期間，把液體狀的植物油加工為半固體或固體狀態的過程中生成的東西就是反式脂肪。因此，炸雞、披薩、甜甜圈、熱狗和油炸物等食物含有食品加工過程中生成的反式脂肪。雖然肉類、海鮮和乳製品也含有部分的反式脂肪，但是加工過的即時食品含有更多的有害脂肪。

反式脂肪會提升壞膽固醇 LDL 膽固醇數值，降低好膽固醇 HDL 膽固醇數值，還會使阿茲海默症或失智症的罹患機率增加 50 ～ 75%。

台灣食藥署規定，以下兩種情形，可以標示飽和脂肪為零公克。第一，該食品每一百公克之固體（半固體）或每一百毫升之液體所含總脂肪超過一公克；第二，該食品每一百公克之固體（半固體）或每一百毫升之液體所含反式脂肪　超過零點三公克。

食用標示零反式脂肪的食品之後，就算我們覺得自己沒有攝取到反式脂肪，實際上也很有可能已經把反式脂肪吃入

體內，所以攝取的時候要更加留意才對。

　　雖然和愛吃培根或香腸的西方人相比，台灣人的反式脂肪攝取量並不高，但是我們很容易從零食、保健食品和嗜好性食品等食物中攝取到反式脂肪。除了各式各樣的加工食品變多，外食人口也日益增加，所以我們台灣人也很難就此安心飲食。

　　因此，在家裡用餐的時候最好盡可能避開加工食品。做炒飯之類的料理時，不要用人造奶油，而是使用芝麻油、紫蘇油、大豆油、玉米油、芥花油、葡萄籽油或橄欖油等植物性食用油比較好。

　　我們應該像這樣培養明智地挑選脂肪的眼光。我所說的多攝取脂肪，不是要你只吃肉類，重要的是攝取有益身體的脂肪。海鮮當中像鯖魚這樣富含脂肪的魚類，不僅富含Omega-3，還有大量的 DHA 和 EPA 脂肪酸，有益於腸內菌叢，可以降低體內的發炎指數，預防發炎。

　　下班後吃的炸雞、有點餓的時候嚐一小口的甜甜圈、邊看電影邊吃的爆米花、口香糖和零食，這些都是令我們感到幸福的可口食物。高卡路里的食物怎麼可能會難吃呢？

　　不同的用餐態度和食物種類，感覺到的飽足感也會不一樣，所以這句話多少有些可信度。但是為了健康著想，還是吃含有好脂肪的食物吧。

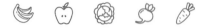

低醣生酮飲食，
也可以喝 ABC 果汁嗎？

市面上販售著各式各樣的減肥藥和食品。數也數不清的減肥藥標榜只要吃一包，就能完整地吸收營養素，而且卡路里只有一般食物的一半。真有這種仙藥靈丹的話，這個世界上早就都是健康苗條的人了。

由此可見，我們最擔心的是攝取的食物熱量。透過阿特金斯飲食法、低碳高脂飲食法、蔬菜等減肥菜單，減肥成功的人往往會大力推薦自己的菜單。相反地，減肥失敗的人則會揮揮手嫌棄那些菜單不怎麼有效，又開始找尋其他的減肥菜單。

只要是追求健康、美容或為了某種目的減肥的人，應該都聽過「低碳高脂飲食法」，或者至少在大眾媒體上接觸

過。現在就來了解它的正確涵義吧。

生酮飲食（LCHF，Low Carb, High Fat diet）是大眾所熟知的低碳水化合物菜單。從醫學名詞來看，這是一種讓人體處於酮症[17]狀態的菜單，藉此改變身體的新陳代謝，減少碳水化合物的攝取，將體內的脂肪當作能量來源。就算再怎麼認真運動，不改變飲食習慣的話，還是很難健康地減到正常的體重。

有些愛吃麵包的人心情憂鬱的時候，會找美式鬆餅、格子鬆餅、貝果、卡斯特拉蛋糕、三明治或紅豆麵包來吃。這些人是全世界最難戒掉碳水化合物的一群人。麵包或麵條這類碳水化合物的卡路里高，卻沒什麼飽足感，所以是減肥失敗的最大原因之一。

碳水在體內燃燒快速，脂肪則燃燒緩慢

人類至少在一萬兩千年前就開始吃麵包了，也就是說麵包的歷史和人類歷史同樣悠久。在人類的歷史當中總有麵包伴隨，但是現在麵包可以說是減肥的最大敵人。因為大部分

---

17. 酮症　碳水化合物的代謝不正常，過度分解脂肪，使組織和體液中囤積異常大量的酮體而發生的症狀。

的麵包是用精緻碳水化合物、脂肪和糖做出來的，吃麵包的話，不僅對身體不好，還會變胖。

那麼，為什麼非得減少碳水化合物，增加脂肪呢？答案在於這兩者在體內燃燒的時間。由糖和膳食纖維組成的碳水化合物會在體內快速燃燒，但脂肪和蛋白質則燃燒得很慢，所以在攝取同等量的情況之下，攝取脂肪和蛋白質所增長的贅肉會比攝取碳水化合物的時候少。現在我們來看看為什麼維持特定的燃燒量很重要。

以簡單醣類為例，就像我們的身體需要碳水化合物、脂肪和蛋白質等營養成分，醣類是細胞必不可少的存在。名為白糖的精煉糖被攝取之後，會在體內快速吸收分解為簡單醣類，使血糖快速上升。

有別於從麵包取得的糖分，蔬果含有的簡單醣類會跑到結腸，慢慢供給糖分，防止血糖飆升。因此，雖然麵包這類加工食品的確含有少量的簡單醣類，但還是透過蔬菜的碳水化合物攝取單純糖類比較好。

維持一定的吸收量可以防止血糖飆升，預防血糖上升分泌大量胰島素後產生的飢餓感和胰島素阻抗等等。所謂欲速則不達，無論做什麼事，最好都是穩定且緩慢地進行。

碳水化合物中毒者自我診斷表

1	早餐吃得再飽，午餐時間之前還是會餓。
2	白飯、麵包或零食等等一吃就停不下來。
3	吃完東西還是覺得不滿足而繼續吃。
4	有時候就算不餓還是會吃東西。
5	晚餐後不吃零食會睡不著。
6	有壓力的時候，經常想吃東西。
7	書桌或餐桌上總是有零食或巧克力等等。
8	下午五點左右感到疲憊和肚子餓，無法專心工作。
9	光是想到零食或巧克力等甜食就想吃。
10	為了減肥而調整飲食，但是撐不過三天。

3 項　小心！
雖然還不到危險的程度，仍需要管理。

4～6 項　危險！
需要改善飲食習慣，減少碳水化合物的攝取。

7 項以上　中毒！
需要諮詢專家。

低碳水化合物

碳水化合物會讓血糖上升，所以控制攝取的比例相當重要。不斷攝取碳水化合物的話，身體會為了降低血糖，在用餐後刺激胰島素的分泌，讓結腸感到不舒服。結果產生糖未經處理就流入血液的胰島素阻抗。此過程反覆發生的話，便會出現第二型糖尿。

此外，血糖上升的話，大腦會萎縮。阿茲海默症、血管性失智症患者的腦部核磁共振成像，顯示他們的大腦嚴重萎縮。大腦的萎縮原因大致上可分成三種，高碳水化合物引起的血糖上升是起因之一，此現象會對腦部造成損傷。

雖然碳水化合物有促使血糖上升的問題，但是轉換成能量後用剩的碳水化合物會合成為中性脂肪，引發高三酸甘油酯血症。因此，建議普通成人攝取 55％～ 65％的碳水化合物、糖尿病患者攝取 50％～ 60％的碳水化合物。

尤其是亞洲人的主食是米飯，因為飲食習慣的特性，碳水化合物的攝取比重很高。亞洲人攝取碳水化合物當主食，餐後又吃碳水化合物的情況很常見，例如早餐吃麵包，中午吃白飯當主食，晚餐吃麵，餐後再吃蛋糕當甜點。因此，最好維持低碳高脂菜單，減少碳水化合物，提高脂肪比率，並確認自己是否攝取了過多的碳水化合物。

有一份研究探討了碳水化合物的攝取與睡眠之間的關係，其結果顯示大量攝取用精緻穀物製成的食物或白糖的人，患有失眠症的可能性比未大量攝取的人還高。研究人員認為攝取精緻碳水化合物後，血糖數值劇烈變動，擾亂荷爾蒙的話，有可能會過量分泌令人清醒的腎上腺素或皮質醇這類賀爾蒙。如果隔天要上班或必須早睡，卻遲遲無法入睡，又找不到原因的話，那便要重新思考一下自己是否攝取太多的碳水化合物了。

一九九○年代，羅伯特・阿特金斯[18]博士的研究結果在美國引起健康食品熱潮，但是有10％的美國人誤解了研究結果，完全不吃碳水化合物。這種現象不僅在美國發生，二○一六年的韓國也出現過有人認為吃米飯會變胖，所以避諱吃碳水化合物的現象，導致大米消費在三十年內首次下滑一半。

阿特金斯博士的研究指出碳水化合物有礙身體，但是沒有說不能攝取碳水化合物。碳水化合物不僅僅是大腦機能運作的重要能量來源，不攝取的話，還有可能會發生專注力下

---

18. **羅伯特・阿特金斯** 一九七二年出版《阿金博士的減肥大革命》（*Dr. Atkins' new diet revolution*），提倡多吃雞蛋、起司、肉類和奶油等食物，少吃碳水化合物的學者。二○○三年因心血管疾病過世。

降、憂鬱症、肌肉減少等問題，所以徹底中斷碳水化合物的攝取是一件危險的事。因此，最好把碳水化合物的攝取量控制在整體攝取量的 20％以下就好。減少碳水化合物攝取量不僅是為了調整體重，前面所提及的影響都是我們減少碳水化合物的原因。

高脂肪

因為要少吃碳水化合物並多攝取高脂肪，就攝取過量高脂肪食物的話，會產生大量的飽和脂肪酸，並且提高壞膽固醇 LDL 膽固醇數值。反之，脂肪攝取量過少的話，碳水化合物的攝取量變得相對多，所以中性脂肪會增加，好膽固醇 HDL 膽固醇則會下降。如同我前面所說的，增加脂肪攝取量的時候，為了獲得飽足感，要吃可以從天然食材獲得的好脂肪。「攝取高脂肪」絕對不是要你吃一堆油膩食物的意思。

減少 10％左右的脂肪攝取，具有一天減重十六公克左右的效果，但是研究結果顯示這樣的減重效果無法維持一年以上。如果是攝取過多脂肪的情況，我會建議採用低脂肪飲食法，但是太極端的低脂肪飲食法會對身體造成負面影響，所以各位在規劃菜單的時候要考慮到脂肪的組成。

脂肪酸的種類可以分成飽和脂肪酸和不飽和脂肪酸。飽

和脂肪酸可提高膽固醇總量和 LDL 膽固醇數值。曾有研究結果顯示菜單裡的飽和脂肪酸占比每增加 1%，LDL 膽固醇數值即增加 0.8 ～ 1.6 mg／dL 左右。

為了減少飽和脂肪，比起肉類，要多攝取富含不飽和脂肪酸的鯖魚或鮭魚等魚類。攝取肉類的時候，最好除掉富含飽和脂肪酸的表皮和脂肪層，只攝取瘦肉。此外，少吃香腸、熱狗和培根，最好使用富含不飽和脂肪酸的芝麻油、紫蘇油或橄欖油，而非奶油或人工奶油。

正如前面所述，生酮飲食法是限制碳水化合物的攝取量，幫助人體使用脂肪作為能量來源的飲食法。將脂肪轉換成能量的話，可以獲得減重、穩定血糖、穩定胰島素敏感性、改善血壓和改善葡萄糖與膽固醇數值的效果。

一直到現在，只要說到減肥，我們想到的都是要盡量少吃，多注意卡路里和限制進食，但是生酮飲食法是要我們攝取更多的脂肪。換句話說，這個飲食法是要改變我們對脂肪的認知。生酮飲食菜單和既有的減肥菜單不同之處在於，它不限制我們攝取的食物卡路里，重點放在減少加工過、不好的精緻碳水化合物，而且可以吃到飽為止。

聞到滋滋作響，慢慢變熟的烤五花肉，便會垂涎三尺，不自覺地心想「吃一口看看吧？」受不了誘惑的我們，將烤五花肉全部吃掉，甚至還做炒飯來吃，然後一邊拍飽到鼓起

來的肚子，一邊打開電視。剛好新聞正在播報高血壓、糖尿病和血脂肪異常症等成人病的危險性，以及現代人飲食習慣的危險性相關報導。看完報導的我們因此害怕自己十年後說不定會罹患高血壓、高脂血症或糖尿病，同時想起剛剛才吃得津津有味的烤五花肉，懊悔自己不應該吃那麼多。

然而，我們也沒辦法一輩子都堅決不吃對身體不好的食物。挑出這些食物的話，我們就沒有東西可以吃了。哪天看到烤盤上金黃酥脆的肉，我們又會被食物所誘惑。因此，配合低碳高脂菜單進食的時候，重點在於要以個人的飲食習慣為基礎，將蔬菜、魚類和全穀等富含各種營養素的食物放到菜單裡。

高脂肪菜單好不好、攝取肉類的優缺點，眾說紛紜，令人摸不著頭緒。但是至今從未有人說過蔬菜和水果有礙健康，蔬果富含維他命、礦物質、膳食纖維和抗氧化物質等對人體有益的好成分，所以這個說法準沒錯。

電視或網路上有許多減肥菜單的相關介紹，大致上都是要人保持空腹、改善生活習慣等等常見的減肥方式。如果維持在什麼都不吃的空腹狀態，胰島素阻抗就會下降。

製造能量的時候，我們體內的細胞會使用血糖當作能量來源。若想讓在血液裡流竄的血糖被吸收到細胞裡，當作能量來用的話，就需要胰島素。所謂的胰島素阻抗是指胰島素

發生問題，就算有胰島素也無法正常運作的現象。胰島素無法協助血糖順利進入細胞，血糖一直在血液中流動，所以無法調節血糖。

攝取對身體不好的碳水化合物，或是過度攝取碳水化合物的話，血液裡的糖會增加，而且身體沒有時間排毒。要維持空腹狀態，才能降低胰島素阻抗。無論是為了排毒或在短時間內瘦身，總是有人採取錯誤的減肥方式。

如果你有以上的症狀，就代表現在的減肥方式不對，需

錯誤減肥法的症狀

- **整天覺得肚子餓**

  為了活下去，我們需要各式各樣的營養素。用餐之後仍持續感到肚子餓的話，就是身體在發出危險信號。

- **整天感到不耐煩**

  有時候缺乏卡路里也會令人產生負面情緒。持續進行強人所難的減肥時，容易感到憂鬱、不安、厭煩和敏感。

- **整天覺得身體冷**

  適量的脂肪會被用來維持體溫。和攝取量相較之下，卡路里消耗得太多或是吃太少的人的體溫比較低。開始減肥之後，容易怕冷或覺得冷颼颼的話，即代表缺乏營養。

· 容易疲倦和掉頭髮

我們會從食物中獲得營養，再將營養轉換成能量來再生細胞。但是營養素不足的話，有可能導致荷爾蒙失調或掉髮。再加上攝取的卡路里比消耗的卡路里少的話，營養均衡會遭到破壞，身體疲勞度也會上升。

要重新檢視自己的菜單。

生酮飲食法、低碳高脂菜單可以緩和炎症，讓身體變健康，同時有助於維持體重。最重要的是，能一邊開心吃東西，一邊健康減肥。總之，低碳高脂菜單的能有效減重、增進活力、穩定血壓數值、改善皮膚問題、減少發炎、預防癌症和促進荷爾蒙新陳代謝等等。

雖然本書介紹的低碳高脂菜單無法保證沒有副作用，但是我寫這本書是希望有更多的人能夠健康地減重。每個人的飲食習慣和病情都不一樣，所以有些人剛開始實施生酮飲食法、低碳高脂菜單的時候，會發生名為「生酮不適症」的副作用。這是大部分的人在七至十天前後的適應期內會發生的自然現象。

主要症狀為頭痛、無力或嘔吐等，重要的是實施低碳高

脂菜單的同時，也要避免鹽分減少，還要攝取比平常多的水分和蔬菜。搭配飲用 ABC、ACC 或 BBC 果汁的話，可以同時攝取到水分和膳食纖維，所以我推薦你在進行生酮飲食法的時候，可以同時飲用本書介紹的果汁。

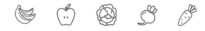

不吃碳水化合物
並非最好的選擇

　　有些人會將自己變胖的原因，歸結為自己運動太少量了。雖然不運動也是我們變胖的原因之一，但主要還是因為我們吃太多特定的食物。因此，減重時要同時運動和改善飲食習慣。

　　管理體重的最大困難就是控制碳水化合物的攝取。全球知名烹飪科學家兼專欄作家哈洛德·馬基，在著作《食物與廚藝》（*On Food and Cooking*）中提到：「穀物在人類生活中的重要性，再怎麼強調也不為過。」

　　古代人類透過採集水果和狩獵來攝取食物，但是從舊石器時代之後，人類開始製作精巧的工具，使用石頭磨碎穀物。在農耕開始前至少一萬兩千年前起，舊石器時代的人類

就會加工穀物來吃，無論是遙遠的過去或現在，還是全世界的人類都會攝取碳水化合物當作能量來源。也就是說，我們的生活裡少不了碳水化合物。

不僅台灣，日本、中國、韓國等大部分亞洲地區的菜單現在仍有 70～80% 都是穀物。中國人數千年來煮黍吃粥，日本人夏天時會吃冷粥配梅子或醃菜，冬天則會吃粥配鵪鶉肉和蛋。越南人會吃豬血粥，美洲人自數千年前開始吃玉米粥。說到底，不一樣的只有調味品，人類一直以來，都是攝取用穀物簡單加工製成的粥或麵包等食物。經濟市場也和穀物的栽培相輔相成，碳水化合物就這樣成為社會發展的動力。如同穀物是社會發展的動力，穀物以米飯、麵包的形式成為我們度過每一天的能量來源。

有別於吃一大碗米飯當早餐的韓國人祖先，中世紀歐洲人視禁食為一種美德，嚴禁暴飲暴食等一切和肉體相關的快樂。對他們而言，吃早餐象徵著為了辛苦的農耕而攝取卡路里的貧民階層。這就有點像現代人為了有力氣工作而吃飯，早上主要攝取的是高卡路里食物、脂肪、膽固醇、碳水化合物和鈉，而不是吃蔬菜或水果。這種飲食習慣會提高罹患心臟病、糖尿病或腦中風的機率。看看我們現代人的餐桌，碳水化合物的占比仍是最高的，所以我們應該更加注意碳水化合物的攝取量。

正如前面所述，碳水化合物在攝取之後會被分解成糖分，當作全身的能量來源，剩下的會被儲存為脂肪。碳水化合物會幫助葡萄糖輕易地被儲存在人體內，但是血糖數值因此上升的話，罹患肥胖、糖尿或心臟疾病的風險也會跟著變高。

大家應該都聽過減肥的時候不要吃白米、白麵粉和白糖。因為這三種東西的卡路里就算和其他食物一樣，它們也是經過多次加工後流失了營養成分的狀態。對大部分的卡路里來自碳水化合物的人來說，碳水是肥胖的主要兇手。在碳水之中，又以上述的白米、研磨過的麵粉和精緻糖最為危險。這些東西不僅會讓血糖數值劇烈變動，還會快速轉換為脂肪。

為了把碳水的糖分轉換為能量，人體會分泌胰島素。如果習慣攝取碳水的話，人體自然也會受碳水的糖分影響，習慣於分泌胰島素，而此時進入體內的碳水大部分都會被儲存為脂肪。這種現象叫做「肝醣超補法」。雖然每個人的儲存量都不一樣，但是碳水已經儲存到體內了，如果此時還是攝取過多的話，剩下的碳水會儲存到肝臟。雖然活動的時候，人體會優先使用這些碳水當作能量，但是沒有用到的就會被轉換成脂肪。

但也不是完全不吃碳水就有益於健康。攝取碳水是我們

日常生活中最基本的需求。無論是在短時間內消除疲勞或生成肌肉的時候，我們都需要碳水。它不僅是唯一的大腦能量來源，更占了我們一天所需熱量的 50 ～ 60％。眾所周知，大腦扮演著重要的角色。幾乎不攝取碳水化合物的話，大腦功能會退化，專注力下降，產生健忘症。嚴重時可能會導致精神萎靡和肌肉損失。透過低碳高脂菜單、生酮飲食法減肥成功的人，也會因為個人疾病或生活習慣而產生副作用。所謂的低碳高脂並非要你徹底屏除碳水。攝取適量好的碳水有助於減肥，這是保持健康的關鍵。

碳水被攝取之後，會根據血糖的變化率和吸收率，分成好的碳水和壞的碳水。碳水的基本單位是「糖分子」，並根據由幾個糖分子聚合來分類。

區分	聚合個數	名稱	形態
簡單醣類	1 個	單醣類	葡萄糖、果糖
	2 個	雙醣類	砂糖
複合醣類	3 個以上	多醣類	膳食纖維、寡醣、澱粉

簡單醣類的吸收與分解速度快，會快速增加血糖，用來當作能量來源。但是大量攝取的話，可能會造成肥胖和糖尿。複合醣類的消化時間長，但是會慢慢增加血糖。從結果來說，**攝取複合醣類比攝取簡單醣類更好**。

就像大家所發現的，好的碳水會慢慢增加血糖，成為大腦的能量來源，而且有助於預防肌肉損失和消化，讓好菌在腸道中生長。反之，雖然簡單醣類不能說是壞的碳水，但是大量攝取的話血糖會飆升，胰臟會為了降低血糖而分泌胰島素，過度分泌的胰島素可能會導致暫時性的低血糖狀態。在這個狀態之下，又需要再次攝取碳水來增加血糖。該過程反覆發生的話，人體習慣後體質會發生變化，當糖分進入身體的時候，會被儲存起來而不是轉化為能量。

很多人每天吃用精緻碳水化合物製作的麵包。吃完是碳水的米飯，接著又吃同是碳水的餅乾當零食。攝取愈多壞碳水化合物，大腦會漸漸想要更多的碳水化合物。這是因為大腦裡被稱為「幸福荷爾蒙」的血清素產量減少，因而產生攝取碳水來提高荷爾蒙數值的需求。

碳水中毒是腹部、大腿和手臂變胖的原因，即使是體重正常的人，仍有可能發生腹部肥胖的問題，不太吃甜食的人也可能罹患糖尿病。此外，就算肉吃得不多，也有可能發

生高血壓，不喝酒也會有脂肪肝。為了預防碳水化合物中毒，必須三餐正常、不暴飲暴食並有規律地用餐，透過雜穀飯和水果攝取纖維質、攝取蛋白質減少空腹感或克制餐後的食欲等。

偶爾會有人問既然大米是碳水，而蔬菜也含有碳水，那是否可以只吃小菜或蔬菜就好？由於小菜含鈉，這樣的飲食習慣仍有可能會傷害到健康。再者，雖然不吃碳水化合物的話，血糖會暫時穩定下來，但是一攝取碳水化合物又會上升，所以這個方法也沒用。

最終還是得攝取好的碳水化合物，其挑選方法可以參考升糖指數（Glycemic Index）。升糖指數的範圍為 0 ～ 100，55 以下屬於低、56 ～ 69 屬於中等，70 以上屬於高。

升糖指數指的是在用餐後消化、吸收的過程當中，血糖數值的上升速度。升糖指數愈高，壞的碳水化合物愈快使血糖上升，並分泌過多的胰島素，使體脂肪增加。

很多年輕人吃零食代替正餐。零食含有碳水化合物和大量的油，所以吃零食代替正餐，無異於永遠放棄減肥。

買零食的時候，要仔細查看袋子背面的營養資訊。大部分的人都會以為一份所提供的量是總量，不經意地攝取零食，忽略總提供量的卡路里、反式脂肪、膽固醇和鈉含量。

糖尿病患者尤其需要隨時調節血糖，所以必須嚴格地管

理菜單。用餐時先吃蔬菜，再依序吃肉、米飯的話，蔬菜的膳食纖維可以減緩糖分的吸收，防止血糖快速上升。此外，魚類和肉類會促進胰島素分泌，發揮降低血糖的作用。

我知道長期以來習慣吃碳水化合物的人，一開始很難減少碳水的攝取量。你應該很煩惱主食是米飯，麵包、麵類也需戒掉的話，到底應該要吃什麼吧？我建議以糙米飯代替白飯，吃黑麥麵包代替白麵包，從這些地方開始慢慢減少碳水攝取量，或將原本的飯量減少三分之一。

無論選擇哪種減肥菜單，共通點都是需避免攝取精緻碳水、加工過的麵粉等對身體造成負擔的碳水，並控制醣類的攝取，不要攝取過多的蛋白質。每一種營養素都有自己的功效，所以我不推薦排除特定營養素的菜單。

蛋白質的重要性

　　蛋白質是各種器官、酵素和賀爾蒙的組成成分，通常會組成身體肌肉，支撐人體。蛋白質被轉換成能量的情況並不常見，但是體內缺乏碳水化合物或脂肪的話，也會使用蛋白質當作能量來源。

　　有一種減肥菜單是要人多攝取蛋白質。實際上，減少脂肪和碳水並攝取高蛋白的話能增加飽足感，促進體內的產熱作用，所以具有減重效果。但是攝取過多的蛋白質會使鈉的排出量增加，另外攝取更多的加工肉品或紅肉可能會導致大腸癌，所以腎臟不好的人必須注意攝取高蛋白的份量。

缺乏蛋白質所引發的問題

· 賀爾蒙異常，發育不順利。
· 容易肚子餓和變胖，無精打采，很難提起重物。
· 傷口不容易癒合，手指甲和腳指甲容易斷裂。
· 毛髮稀疏，皮膚缺乏彈性。

APPLE
BEET
CARROT

PART 2

用 ABC 果汁
幫身體排毒

用 ABC 果汁排毒
同時補充營養素

　　以內政部提供的資料來看，台灣人的平均壽命為 80.9 歲。[19] 平均壽命逐年增高，在百歲時代的現在醫學不斷發展，但是身體到處生病的人卻愈來愈多。

　　為了健康著想，許多人最先吃的是營養劑，減肥的時候也是先找輔助食品來吃。如果沒有罹患特定疾病，身體卻感到沉重疲憊、整個週末都在休息還是覺得渾身不舒服、不知緣由的突發性頭痛、常常消化不良、快痊癒的時候又感冒或是過敏的話，愈來愈多的人傾向選擇服用營養劑。

---

19. **編案** 資料出自中華民國內政部網站。

很多上班族在上班之前會先去一趟咖啡廳，再拿著充滿咖啡因的咖啡去上班。脖子上掛著員工識別證，單手拿著咖啡去上班的瀟灑場面，也是很多大學生的夢想。但是他們並不知道自己非常依賴高咖啡因，不喝咖啡的話，就沒辦法開始一天的生活。

以下這些症狀來自我們的飲食和生活習慣，不是去看醫生吃藥就能治好。要讓身體變乾淨，讓身體休息，才能解決這些問題。

毒素在體內囤積所引發的症狀

- 免疫機能退化
- 腹脹
- 腸道功能退化
- 便祕
- 經前症候群
- 皮膚問題

- 經常性頭痛
- 經常性感冒
- 嚴重口臭
- 失眠
- 頭暈
- 暴食症

- 身體痠痛
- 手腳發麻
- 身體浮腫
- 贅肉與肥胖
- 胸悶的感覺

大部分的人都會減肥排毒，但是大家真的知道正確的排毒方式嗎？排出多少老廢物質，就要攝取多少好營養素來補身體，這點經常被忽略。

我們的身體由大大小小的細胞組成，所以把毒素排乾淨之後，也要補充好的營養素，讓細胞組織可以進行基本的再生，這樣才算完成排毒。譬如，要補充胺基酸、礦物質和維他命等細胞和組織所需的營養素和酵素。

排毒不是指整天喝水或檸檬水，重要的是根據個人身體狀況，比平常多吃一盤蔬菜和水果，或透過 ABC、ACC 和 BCC 果汁進行健康的排毒。

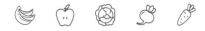

早上一杯 ABC 果汁
排便又排毒

　　年底到了、邁入新年了、壓力大、升遷、和朋友許久未見等理由，我們總是以各種名義喝酒，因此在體內累積了毒素。再加上大吃炸雞、披薩和漢堡等麵粉食物後累積的毒素，現在我們體內累積的毒素已經多到無法想像。

　　排毒是指清除體內的老廢物質和毒素，使血液變清。隨著大眾持續表現出對排毒的關注，自一九八〇年代末起開始有人研究排毒。最終確定排毒的定義，那就是清除對身體組織造成負面影響的毒素，或使其變成無毒成分，再以新陳代謝的方式透過大小便排出。

　　目前市面上也有很多排毒產品，但是一提到排毒，大部分的人想到的是檸檬。眾所周知，檸檬含有的檸檬酸會產生

酸味，不僅有助於排毒，還富含能將體內的鈉排出去的鉀，所以是很有名的減肥水果。此外，檸檬也有助於消除疲勞，且富含維他命 C，對皮膚也很好。

體內的有害物質主要囤積在脂肪組織中。我們需要排毒避免有害物質形成脂肪組織，或是讓脂肪組織順利分解。但檸檬排毒法有營養不足的副作用，所以飲用富含膳食纖維和營養素的 ABC、ACC 或 BBC 果汁來排毒更好。

自然養生（Natural Hygiene）是一門透過大自然說明人體生理學的學問。自然養生學者主張白天十二點之前是身體排出老廢物質的時間。根據此說法，比起早上消耗能量來大量攝取、消化食物，將能量用在排出老廢物質更有效率，所以攝取容易消化的蔬果比較好。也就是說，早上應該是身體努力排毒的時間，把能量浪費在消化上是一件低效率的事。

因此，雖然立刻吃早餐也很好，但吃之前先喝富含膳食纖維的果汁的話可減少消化時間，營養吸收率也會比生吃蔬菜水果還高，可以順暢地排出老廢物質。尤其是膳食纖維不會被人體吸收，它會吸收腸道裡的水分，增加糞便體積，吸附血中膽固醇和膽汁酸，促進排便，具有改善便秘和膽固醇數值的功效。雖然減重也是排毒的目的之一，但更主要的目的是讓身體恢復健康。

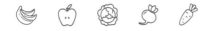

毒素排除了，
身心也輕盈了

　　二十世紀以前的感染病大多都是結核病、寄生蟲、鼠疫和傷寒，這些疾病和不均衡的營養攝取、骯髒環境有關。但是在我們目前所處的二十一世紀，大部分的疾病都是錯誤的飲食和生活習慣造成的肥胖相關疾病，例如高血壓、糖尿病、高脂血症和癌症等等。

　　二十一世紀的現代人攝取美味卻有礙健康的油炸物、澱粉食物和速食，又幾乎整天坐在電腦前工作或滑手機，因此有許多運動不足的人，而且有些人還面臨著巨大的生活壓力。在這樣的過程當中，大量毒性物質囤積於體內，導致體內的細胞和器官功能漸漸退化。

　　從最基本的事開始做十分重要，我們要減少內臟脂肪來

控制體重，預防毒性物質引起的炎症。那麼，現在來認識排
毒對身體的好處吧。

促進血液循環

　　人體內的血液通常占體重的 7%～8%。普通成人體內
的血量為 4～6 公升，其中 70% 的血負責搬運各種物質，
例如氧氣、二氧化碳和營養素等等，剩餘的血則保存在肝臟
等器官當中。

　　血液一邊搬運氧氣、營養素、維他命和賀爾蒙等等，一
邊發揮代謝、排泄、免疫作用。它也會把血管囤積的老廢物
質輸送到全身各個角落，協助體內囤積的老廢物質和活性氧
適當地排出，維持體內的酸度。

　　血液裡的免疫細胞會跟著血液循環，消滅侵入體內的病
毒或細菌。血液裡的血小板在血管中游動，凝固受傷部位，
預防出血，也會發動防禦機制避免細菌從傷口跑到人體內。

　　因此，血液循環出問題的話，身體容易浮腫或產生橘皮
組織，嚴重時還會誘發腦中風、末梢血管障礙（雷諾氏症候
群）、心肌梗塞或靜脈曲張等各種血管疾病，所以讓血液順
暢循環十分重要。血液循環不順暢的話，會導致血液和淋巴
液受阻，對免疫系統帶來負面的影響，所以我們需要透過排

毒保持順暢的血液循環。

促進排泄

儲存在體內細胞的毒素會透過血液移動，藉由大小便、流汗排出，或是重新被吸收在體內循環。為了促進排泄，有一個方法是透過排毒作用來預防便祕，促進體液循環。

許多女性對橘皮組織煩惱不已。大腿後側或手臂上像橘子皮，凹凸不平的肉叫做橘皮組織，除了變胖的人之外，瘦子也會產生凹凸不平的橘皮組織。淋巴循環不良而身體浮腫或是脂肪和老廢物質結塊，都會導致橘皮組織的產生。

橘皮組織無法靠減肥來消除。它的生成原因是血液循環不良，所以這是一種需要進行治療的炎症。透過排毒消除過去體內囤積的老廢物質，促進新陳代謝的話，橘皮組織也會隨著毒素一起被除掉。

暴飲暴食的話，能量不會被用來排出在體內累積已久的橘皮組織，而是會先被拿來消化進入體內的食物。這種時候既無法消除橘皮組織，也不能排出老廢物質。因此，一邊飲用 ABC、ACC 和 BBC 果汁，一邊按摩腋下、大腿和臀部等淋巴管的聚集部位的話，淋巴循環會變得順暢，而且可以有效消除橘皮組織。

如果因為不喜歡 ABC、ACC 或 BBC 果汁的粗纖維，只喝純果汁的話，就少了帶有果皮和果肉的水果、蔬菜渣等膳食纖維，糞便不容易成形，因而便祕。富含纖維質、天然維他命和礦物質的蘋果、甜菜根和高麗菜，能有效排出老廢物質和脂肪成分。因此，長久以來深受便祕之苦的人，可以透過 ABC、ACC 或 BBC 果汁解決便秘症狀。

對腸道不好的大腸菌囤積起來的話會傷害腸道，或是流入血液對體內細胞膜造成損傷。飲用 ABC、ACC 或 BBC 果汁的話，可促進腸道內有用的微生物增殖，使腸道變乾淨，增進免疫力，還能改善氣色。

促進消化

壓力大的時候我們常常覺得消化不良。事實上，很多病人來看醫生的時候會說自己「消化不良」、「胃很脹」或「胃悶」。也有很多人離不開藥物，一覺得自己消化不良，就立刻服用消化藥，吃制酸劑預防胃灼熱。

適當的壓力是自我成長的動力，但是持續性的壓力會減少流入胃部的血液，減少賀爾蒙分泌量和保護胃不受胃酸傷害的黏蛋白分泌量。

剛才已經提過排毒和血液循環的關係，現在大家應該都

知道血液循環有多重要了。流向胃部的血量減少的話，幾乎無法發揮磨碎食物的蠕動作用，造成吸收食物營養成分的能力降低、消化不良、發生胃痛。

ACC 果汁裡的高麗菜富含保護胃黏膜的維他命 U 和 K，所以對胃特別不好的人相當有效。尤其是在空腹狀態下飲用含有紅蘿蔔或高麗菜的 ACC 果汁，能促進腸胃蠕動，增強消化能力。

建議有嚴重的腸胃功能障礙的人參考本書第 231 頁，微調蘋果、甜菜根和紅蘿蔔的比例，或是第 233 頁的加入青花菜代替甜菜根，用蘋果、青花菜和高麗菜製作果汁來喝。

青花菜和高麗菜屬於十字花科蔬菜，有益於維持消化器官的健康。青花菜和高麗菜一樣，富含維他命 U 和蘿蔔硫素成分，有助於保護受損的胃壁，預防胃潰瘍。

消化不良會立刻對日常生活造成不便，不是單純吃太多消化不良這麼簡單。此外，持續的消化不良會妨礙人體排毒，最後有可能會演變為慢性疾病，所以千萬不要覺得這只是單純的胃不舒服就忽略它。調節壓力或調整飲食習慣，可以改善消化不良的問題，所以進食的時候要細嚼慢嚥，並增加身體活動量。

分解脂肪

有害物質主要囤積於體內的脂肪細胞，會降低新陳代謝的效率，造成荷爾蒙失調、免疫系統受損等情況而引發疾病，所以我們需要透過排毒分解體內的脂肪細胞。有些人雖然減肥變瘦了，皮膚卻受損嚴重。這是因為他們進行不健康的低熱量減肥，或是使用了挨餓減重這類營養不均衡的減肥方法。這的確是可以快速減肥的方法，但是對健康並不好。

但一邊飲用 ABC、ACC 或 BBC 果汁一邊減肥的話，雖然花費的時間相對長，但可以攝取到身體必要的營養素，同時排出老廢物質。而且可以防止內臟脂肪的形成，將已有的內臟脂肪轉換成能量，健康地排出體內脂肪。

蘋果含有熊果酸，有助於阻止脂肪囤積，促進肌肉生成，維持肌肉。甜菜根則富含抗氧化物質花青素。花青素能增加抑制脂肪的荷爾蒙脂聯素，同時分解減少體內脂肪。

紅蘿蔔含有多酚 [20] 和維他命 E，高麗菜含有維他命 U 和各種礦物質，可降低生成內臟脂肪的中性脂肪數值。減肥者常吃的香蕉雖然卡路里高，但是升糖指數低，轉換為

---

20. **多酚** 常見的抗氧化物質之一，例如綠茶中的兒茶素就是多酚。

能量的速度緩慢，囤積成脂肪的量較少，所以吃香蕉能有效地減肥。

抗氧化

通常食物進入體內之後，為了把食物轉換成能量，人體會進行燃燒的過程，使食物和氧氣結合轉換為能量。在這個過程當中會自然地產生活性氧，但是多餘的活性氧不僅會攻擊正常的細胞和 DNA，使身體喪失機能、加速老化，還會引發糖尿病、癌症和動脈硬化等各種疾病，成為萬病的根源。反過來想的話，攝取適量或容易消化的食物，活性氧的產量比較少，可以延緩食物的氧化成分造成的老化。

很多年輕人想擁有 V 型小臉，但是隨著年紀增長，卻羨慕起其他人擁有童顏般的豐頰。上了年紀後，體內的膠原蛋白會減少，皮膚水分流失。大部分的人都無法開心地張開雙臂迎接隨著年紀一起增長的一道道皺紋。

我沒辦法告訴你怎麼讓時光倒流消除皺紋，但是我可以告訴你延緩老化的最有效的方法。偶爾放個假回來，別人可能會對你說「你的臉色看起來好多了」。沒錯，最有效的老化延緩方法就是「休息」。雖然去度假勝地遊玩，一邊欣賞夕陽一邊休息也算是一種休息，但這裡所要說的是，讓我

們的器官休息，特別是消化器官，如此可以達到延緩老化的效果。

消化的過程是我們體內的器官在工作，所以吃下不易消化的食物或吃太多的話，在代謝過程中會增加活性氧或促使老化。也就是說，吃太多也是老化的原因之一。

ABC、ACC 和 BBC 果汁裡頭的蘋果、甜菜根、紅蘿蔔、高麗菜和香蕉，富含抑制活性氧活動的抗氧化機能成分。攝取含有這種抗氧化成分的食物，是稍微延緩老化的好方法。抗氧化效果不僅養顏美容，還具有保護細胞、增強心血管和免疫系統的效果。

身心健康

許多人明明週末吃好睡好，充分獲得了休息，到了星期一還是很累，「星期一症候群」這個單字也因此出現。週末的生活節奏遭到破壞，所以星期一上班的時候才會覺得身體疲憊。一成不變的枯燥生活和工作壓力，令人身心俱疲。

除此之外，也有很多人有「換季症候群」。在季節更迭的時候，感到憂鬱，有種無力感。又累又無力，還會無緣無故地陷入憂鬱，不知道該如何是好。

碰到這種情況的時候，可以邊曬太陽邊散步、沖熱水澡

或是攝取和荷爾蒙相關的新鮮蔬果來緩解症狀。

　　存活在細胞裡的酵素是生命的泉源，也是營養的基本。細胞組織再生的時候需要酵素，所以從蔬果中攝取到的活酵素就是消除疲勞的關鍵。

　　尤其是壓力會對人體的排毒功能造成負面影響，導致消化不良和免疫力下降等等，所以我們可以透過排毒使細胞再生，解決疲勞的根本原因。攝取蔬果的維他命或礦物質，為身體注入活力，協助身體消除疲勞是很重要的一環。

　　紅蘿蔔的維他命 A 可以穩定身心，帶來活力。甜菜根富含鐵質，具有增強精力的效果，可促進新陳代謝。攝取蘋果富含的水分的話，頭腦會變清晰，水分又能排出老廢物質，使生理機能運作順暢。

　　香蕉可以促進腦神經傳導物質血清素的分泌，以及製造血清素的胺基酸色胺酸，具有令心情愉悅，減緩憂鬱症的效果，因此被稱作「天然的精神安定劑」。

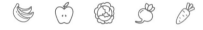

用好食物調理身體，
展現由內而外的美麗

　　中世紀的歐洲人認為進食之後，胃裡的食物還沒消化完就走動的話，食物會跑到血管。十六世紀的歐洲醫生會和大眾說，在食物消化之前就吃另一種食物的話，乾淨的東西和骯髒的東西會在體內混合，所以要大眾別吃早餐。而且，醫生建議大眾早晨散步，保持血液循環順暢和排出老廢物質。十六世紀的歐洲人為了排出體內殘留的老廢物質，早上醒來最先喝的就是咖啡和紅茶，因此他們的早餐出現了這兩種飲料。

　　在公元前十世紀的中國紀錄中，也能找到中國人喝茶的相關段落。十七世紀的德國醫生梅齊奧・塞比吉維斯主張如果我們不藉由活動身體來促進消化，不流汗呼吸排出體內的

老廢物質的話，留在體內的食物殘渣會引起疔瘡或潰瘍。由此可見，人類很早就意識到體內老廢物質的危險性，努力地想清除它。

然而隨著社會發展，方便食用的食品、沒有肉卻能讓食物產生肉味的人工調味料、五顏六色的人工色素、清潔劑和纖維材質也變多了。生活愈來愈方便，這些東西早已和我們的日常生活密不可分。生活愈加舒適，人體內的有毒物質囤積量就愈多，漸漸變成引發疾病的最大原因。

尤其是即食食品含有大量的人工合成化學物質，會降低人體的排毒功能和自然治癒能力，引發癌症、心血管疾病、糖尿病或自體免疫障礙等問題。體內累積的有毒物質是萬病的根源，所以我們必須盡快地將老廢物質排出體外。再加上，有毒物質早就入侵我們的生活周遭，所以我們要努力減少吸收到的有毒物質。

人人都想變漂亮、變美麗。不僅是韓國女性，就連韓國男性也很注重外貌打扮。南韓最近甚至出現了「Grooming族」一詞，形容在服裝和美容方面花錢不手軟的「愛美男」。無論男女老少，想變得更美、更帥而進行自我管理的人日益增加，透過攝取食物而不是人為方法來維持健康和美麗的美顏保健食品相關市場也在逐漸擴大。

以排毒產品為首的美顏保健食品消費者年齡層相當廣

泛，不只是二十至三十幾歲的女性，擔心皮膚老化的五十至六十幾歲的人也很多。有一種美容方法叫做「內在美」的美容方法，不是靠保養品這種人為的方法讓肌膚表面暫時變好，而是透過飲食或生活習慣從體內調養皮膚和健康。

二〇一七年日本的內在美相關市場估值為一千億日元，迅速崛起的東南亞國家泰國在二〇一七年的市場估值為一百四十二億泰銖。此外，對健康管理很敏感的中壯年層愈來愈關注美容和健康，相關市場也因此正在擴大。這個證據顯示大眾不僅在乎表面上的外貌，也愈來愈注意透過排毒從最根本的健康管理著手的內在美。

從飲食著手的排毒不僅能夠減少往後的醫療支出，還能和重視生活品質的消費者生活風格相輔相成。排毒不像只能讓肌膚表面變好的塗抹類保養品，它可以改善我們的生活飲食習慣，解決皮膚和肥胖等全面性的健康問題。

很多人認為服用對眼睛健康有益的營養劑，就能預防乾眼症或老花眼，以為擦昂貴的優質保養品，肌膚就可以立刻變得白淨無瑕。然而，為了真正的健康和美麗，大家要知道最重要的是攝取健康食物，排出體內囤積的老廢物質，並在排出後攝取好的營養素補充身體。

排毒的時候，最好避開暴飲暴食和化學添加物，多吃天然食品。如果腸道益生菌沒有可以消化膳食纖維的環

境，就算大量攝取蔬菜，肚子還是會脹氣，消化不良。聽說低碳高脂菜單立刻攝取大量脂肪、一下子減少碳水化合物攝取量的話，反而有可能會消化不良或發生頭痛、無力症狀。

雖然積極攝取好的食物來調理身體也很重要，但是我們需要一個過程來逐一改善攝取營養的習慣。這個過程就是排毒，而排毒需要一點時間才會出現效果。所謂欲速則不達，排毒的時候務必要循序漸進。

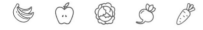

想要看見成效
就請耐心執行

　　我們天天暴露在如洪水猛獸般襲來的媒體資訊之下，不禁懷疑起自己的排毒方法是否健康，不知道應該相信資訊汪洋中的哪些資訊才對。今天看到某種食物有益身體的資訊，隔天又聽說因為對身體好而常吃的食物其實不好。那麼，究竟要怎麼做才能健康地排毒呢？

　　雖然使用五花八門的排毒方法來獲得排毒效果很重要，但是我們也不可以過度依賴排毒。排毒之後補充相對應的營養素食療法也很重要，最好攝取當季蔬果、海藻類、發酵食品和堅果類等可以從大自然取得的食品。

　　美國前總統傑克森任內期間，在一八三〇年代至一八四〇年代的美國，興起了「乾淨生活運動」（Clean living

movement）。運動主旨是避免食用刺激性食物，嚴格管理個人衛生，適量運動，大量攝取蔬菜。高學歷人士，也就是知識菁英階層主要吃精煉過的小麥麵粉做成的白麵包，但是社會運動家卻主張未使用化學發酵劑的黑麥麵包對健康更好，而黑麥麵包是當時庶民階層的主食，所以這項運動給十九世紀中期的美國人帶來極大的衝擊。

而且在生物學家埃黎耶・梅契尼可夫研究的影響之下，市面上出了好幾本介紹乳酸菌的健康成效和以蔬菜為主的菜單對身體有多好的食譜書，人們因此對健康產生極大的關心。由此可見，人類從很久以前便留意到排毒或健康食品。

那麼，真正的健康排毒是什麼？國內外藝人執行的「檸檬水排毒減肥法」在年輕人之間流行一時。檸檬的清爽形象可能會給人一種攝取檸檬之後身體就會變乾淨的感覺，但是只喝檸檬水的這個排毒方法，只能讓我們攝取到水分和檸檬本身的營養成分。

光靠檸檬排毒卻沒有補充其他營養素的話，不均衡的營養攝取會造成體內代謝下降，以及身體活動量減少而導致肌肉損失。檸檬的強酸具有讓腸胃脆弱的人產生胃痙攣或腸道疾病的副作用。可以輕鬆靠檸檬排毒的市售產品含有比青陽辣椒還強的辣椒素，所以會造成胃食道逆流或急性胃炎等副作用。此外，檸檬的酸性成分也有可能會損傷牙齒。

一般來說，大部分累積在體內脂肪裡的毒素會隨著血液移動，最後透過小便或流汗排出體外。但是體內的囤積量比排出量還多的話，我們就會生各式各樣的病。因此，我們要讓保持血液乾淨的肝臟和吸收食物的腸道進行排毒。

肝臟具有排毒功能，所以想要排毒的話，最好先考慮到肝臟。合成物、酒、菸、藥物或壓力都會影響到我們的肝。我們吃下的食物或藥物會在肝臟轉換或儲存成人體所需的形態，不需要的部分則會排到體外。

肝臟排毒過程中所產生的活性氧會被體內的維他命 A 或 C 等抗氧化物質清除。排毒之後，有毒物質會反覆地和甘胺酸、半胱胺酸和硫結合，並透過小便或膽汁排出。

95％由膽固醇組成的膽汁都會重新吸收到體內。膽汁有助於混合肝臟解過毒的老廢物質和重金屬，並經由十二指腸排出，促進脂溶性維他命 A、D、E、K、鈣和鐵的吸收，同時在小腸發揮不讓細菌增殖的殺菌作用。

但是膽汁帶有酸性，過度分泌的話會引起肝發炎，所以要避免吃宵夜、暴飲暴食和攝取重口味的食物，並透過健康的排毒協助肝臟正常運作。人體的 70％由水分組成，所以體內水分減少的話，基礎代謝量會下降，容易變胖。因此，最好飲用 ABC、ACC 或 BBC 果汁排毒，並在感到口渴前額外攝取水分。

喝大量的水有助於人體透過汗水、小便、大便、皮膚和呼吸來排出老廢物質，可以活躍新陳代謝，提高基礎代謝量。透過排毒提高基礎代謝量的話，人體的代謝荷爾蒙和酵素會均衡地活動，必要能量以外的剩餘熱量也不會儲存為脂肪，而是被當作能量來使用。如此一來，身體不易發胖，也有助於身體活動。

為了健康地排毒，有一個重點千萬不能忘記，那就是 ABC、ACC 和 BBC 果汁不能代替正餐。本書介紹的 ABC 果汁排毒法是為了擁有健康的身體而進行的。

無論是選擇眾多排毒方法之中的哪一種，排毒的理由都不應該是「我想在短時間內瘦身」或「我想在短時間內讓皮膚變好」等等。為了健康的身體和未來著想，我們現在可以立刻開始的最佳方法就是健康排毒。

排毒方法有很多種，不是只有 ABC、ACC 和 BBC 果汁才會產生排毒的效果。我們要考量到的是「自己可以持續實踐多久」。不要因為才喝一兩次，沒有立竿見影的效果就感到有壓力或是想放棄，而是要耐心地等待身體一點一滴地改變。

排毒是等待的美學。攝取 ABC、ACC 和 BBC 果汁一天、兩天、一個月以上，耐心等待的話，一定可以獲得更健康美麗的生活。

APPLE

BEET

CARROT

PART 3

ABC 果汁，
快速健康的
瘦身法

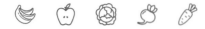

一定要喝
ABC 果汁的理由

　　青春期是每個人國高中時期必經的階段，雖然大家都說轉瞬即逝，但是好好度過這個階段可以說是人生中的第一個課題。在這個時期不僅要獲得心理上的穩定，身體也會成長，所以沒有均衡攝取營養的話，性荷爾蒙和成長信號會產生變化，對成長造成重大影響。

　　但是應該很少人清楚地知道該怎麼度過青春期，又對四十幾歲之後出現的「人生轉換期」有所關注。所謂的人生轉換期是指在四十至六十幾歲這段期間產生身心變化的時期。現在來了解正在閱讀此書的你、你的朋友、鄰居大叔大嬸或職場上司將會經歷或正在經歷的人生轉換期吧。

　　最近七十幾歲的老奶奶說不想去老人活動中心，因為

到了那裡自己還是老么，要負責打雜。生活在百歲時代的我們，會說「四十幾歲」還是年輕美麗的年紀，所以這段時期的度過方式也有可能會改變未來的生活品質。換句話說，這個時期是人生的「轉捩點」，我們要和經歷青春期的時候一樣，控制飲食習慣、多運動、均衡攝取營養和管理精神健康。

而且，四十幾歲的人仍是社會的一分子，所以也要多留意社會性的參與。要說和青春期有什麼不一樣的話，變得更重要的是縮小食量的時候要減少白米、小麥粉和酒等食物的攝取，還要多做輕鬆慢跑等有氧活動和肌肉訓練運動。

我們的身體再也不會成長，那人生轉換期為什麼如此重要？四十歲出頭的時候，性荷爾蒙會減少分泌。抽菸喝酒、飲食習慣不良和缺乏運動等等，這些錯誤生活習慣經年累月累積下來，到了這個時期罹患慢性疾病的風險會開始升高。因此，為了預防以肥胖為首的代謝症候群、子宮肌瘤或攝護腺肥大症等代表性疾病，為了享受四十歲以後的健康人生，在人生轉換期管理好健康是非常重要的。

除了特別容易在人生轉換期發病的疾病外，癌症和其他疾病也有可能毫無預告地找上門，平常沒有症狀的話，可能還會覺得自己很健康。因此，檢視飲食和生活習慣、接受健康檢查，檢視自己的健康狀態的話，可以降低早期死亡率。

許多針對人生轉換期的營養劑推陳出新，但是不管怎麼說，透過天然食物管理健康還是比服用人工合成的保健食品更有益於身體。透過食物含有的各種成分增進免疫力，結合可以自然治癒身心疾病的食物和治療的方法叫做飲食療法。

食慾是人類的三大基本欲望之一，有些人吃到美食就可以消除壓力。為了消除上班壓力，下班後在家裡喝的啤酒、為了一次消除疲憊的育兒壓力，和朋友一起吃的回憶中的年糕、念書念到血糖過低而吃的甜巧可力，光是在腦海裡想像這些食物就能舒壓了。很多人就像這樣透過食物實踐飲食療法。雖說紓壓可以獲得精神上的健康，但是我們現在要討論的是更健康的生活方式，所以先專注在天然食材上吧。

有一則飲食療法研究探討了飲食療法和生活品質之間的因果關係，研究顯示透過食材含有的成分讓身體變健康，和生活品質有很大的關聯。攝取健康食物這種增進健康的行為和生活品質之間有著直接的關係。提高健康促進行為水準，是指在攝取食物來自行治癒和恢復身心疾病的過程中，我們的生活品質也提高了。也就是說，攝取有益於身體的食物，身體變健康的過程，可以提高我們的生活品質。

平常吃下肚的合成化學物質所形成的體內老廢物質通常都帶有毒性，會對人體產生負面影響。所以為了排出在體內囤積的有毒物質，飲用 ABC、ACC 或 BBC 果汁也是提升生活品質的重要習慣。

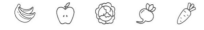

營養又飽足的
ABC 果汁

　　每次到了新年，減肥會是很多人的新年目標。但是在這逐漸暖和的天氣我們要去春遊，夏天要到度假勝地大啖美食。下班後為了戰勝炎熱的夜晚，我們要喝一杯冷藏的啤酒來結束這一天。秋天有重要傳統節日中秋節的美味食物在等著我們，年底還有很多場年末聚會，要和同事好友一起吃美食談天。出門社交的時候，我們不僅會吃東西，有時也會小酌一杯，所以腰上長出一圈又一圈的贅肉。至於運動嘛，我們當然是忙到沒時間做。

　　但是飲用 ABC、ACC 或 BBC 果汁的話，可以擺脫層層堆疊的小腹贅肉和內臟脂肪。這些果汁不僅可以幫忙維持適當的體重，還可以讓人保有基本健康，難道我們不應該快點

實踐看看嗎？

ABC 果汁的英文字母縮寫分別是蘋果（Apple）、甜菜根（Beet）[21] 和紅蘿蔔（Carrot）的英文字首，在歐美國家早就是名聲響亮的排毒果汁。大家對蘋果或紅蘿蔔應該很熟悉，但是應該也有人不知道甜菜根是什麼吧。

甜菜根是外觀類似小白蘿蔔的紅色蔬菜。有些人討厭甜菜根的特殊味道，有些人覺得甜菜根不易保存，所以我會在本書另外介紹以高麗菜（Cabbage）取代甜菜根的 ACC 果汁。吃蘋果容易脹氣的人，則可以拿掉蘋果，改成加入香蕉（Banana）來製作 BBC 果汁。

為了健康服用營養劑並不是壞事，但是從蔬果攝取維他命和礦物質會更好。為了預防各種疾病，矯正生活習慣是最好的選擇，而攝取 ABC、ACC 或 BBC 果汁等食物是不用花大錢也能取得最佳效果的預防方法。

通常我們在超市買來喝的果汁不含維他命和膳食纖維，而且富含糖分，有礙健康。即便如此，柳橙汁仍是常見的美國人早餐，因為在第二次世界大戰之後，美國加州農場的柳橙大豐收，而醫生們又紛紛提到柳橙的功效。此後，一杯柳橙汁、培根和土司便成為了美國的典型早餐。

---

21. **編案** 台灣有機商店或生鮮超市皆有販售。

稍微注意健康的人可能會選擇喝「無糖」果汁，並且認為自己不會攝取到糖分。不過，沒有變胖真的是因為喝無糖果汁不會攝取到糖分嗎？

　　無糖果汁只是沒有人工添加的白糖或醣類，原料本身還是含有糖分。根據韓國食品藥物管理局的調查，無糖果汁平均含有的糖度為 24.2％，有糖果汁為 24.7％，差異不大。和可樂比較的話，一百毫升的可樂含有四十卡路里的熱量和十點七公克的糖分。但是一百毫升的無糖果汁含有四十五～五十五卡路里的熱量和十二公克以上的糖分，所以熱量和糖分都高於可樂。也就是說，無糖不代表沒有糖分，反而可能會讓人變胖，危害健康。

　　一九九〇年代隨著經濟發展，韓國人也開始關注健康。家庭主婦每天早上用榨汁機替老公孩子榨蔬菜汁，但是蔬菜汁被驗出含有重金屬之後，榨汁機市場大幅萎縮。現在只要打一通電話、動一動手指，榨好的蔬菜汁就會宅配到家。

　　將蔬菜磨碎的過程當中，纖維質也會一起遭到破壞，所以最後榨出來的只有蔬果的汁液。雖然蔬果汁消化得很快，但是一點膳食纖維也沒有。攝取純蔬果汁的話，也有可能造成肝和腎臟的負擔。

　　而且蔬菜汁或果汁不用咀嚼，會直接吸收到人體內，可能會減少腸胃蠕動。此外，把殘渣丟掉榨成純果汁的話，

我們需要的膳食纖維也會跟著消失，所以身體會快速吸收糖分，反而有可能導致血糖快速上升，惡化胰島素阻抗。

ABC、ACC 和 BBC 果汁雖然名稱裡帶有「果汁」，但不是我們普遍認知的那種果汁或蔬菜汁，而是需要用湯匙挖來吃的奶昔。像果皮或果肉這種富含膳食纖維的殘渣一概保留，所以殘渣中的不溶性膳食纖維可誘導老廢物質排出。

膳食纖維是被稱為第六種營養素的必需營養素，會在大腸裡跟水分一起膨脹，增加排便量，促進便意，紓解便祕。此外，膳食纖維屬於多醣類，可以長時間停留在胃裡，幫助血糖慢慢上升，促進消化。反之，一般市售果汁含有的白糖等糖分還沒經過結腸，就會在小腸裡被血液帶走。

血糖數值突然上升的話，胰臟會大量分泌胰島素，而胰島素數值上升的話，免疫系統會為了保護身體而發生異常，引發腸道菌叢的問題和炎症。所以，重點是要把蔬果的殘渣都吃掉。

現在來深入了解 ABC、ACC 和 BBC 果汁含有的纖維質吧。咀嚼吃下 ABC、ACC 和 BBC 果汁殘渣的時候，我們的咀嚼次數會增加，可以預防過食。而且纖維素經過胃的時候，會以未消化的狀態長時間待在胃裡，帶來的飽足感比其他食物相對多。

通過胃臟的纖維素會在小腸移動，使有害身體的膽固

醇、膽汁酸等物質和重金屬或老廢物質吸附在一起並送往大腸。來到大腸的纖維素可以改善大腸內部的環境，預防便祕。正如前面所說的，膳食纖維是腸道益生菌的食物，有助於一邊吸收水分，一邊增加糞便體積，和毒素一起排到體外。

ABC 果汁是早在國外減肥者之間出名的果汁，而 ACC 果汁和 BBC 果汁都是首次在本書介紹的果汁，這兩種果汁不僅含有膳食纖維，還富含各種植物性營養成分，所以跟 ABC 果汁一樣，有助於阻止內臟脂肪形成，排出內臟脂肪。

經常喝酒應酬的上班族需要綜合性的營養成分、更年期婦女有可能患有骨質疏鬆症，所以需要鈣和鎂、上了年紀的人需要維他命來預防癡呆和保持大腦健康，每個人的性別、年齡層或疾病都不一樣，所以需要的營養成分也不一樣。

總而言之，ABC、ACC 和 BBC 果汁具有諸多功效，例如增加維他命和礦物質、排毒、減重、改善血液循環、改善視力、活化頭腦與增進記憶力、增進免疫力，以及降低癌細胞增殖速度等等。那麼，現在來更具體地了解愈知道愈想喝的 ABC、ACC 和 BBC 果汁吧。

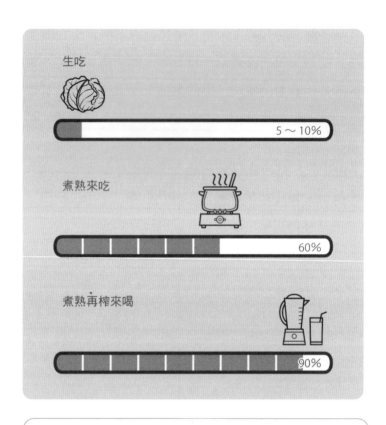

生吃

5～10%

煮熟來吃

60%

煮熟再榨來喝

90%

不同食物加工方法的抗氧化、營養素與膳食纖維吸收率。

一般來說，生的蔬菜或水果經過加熱後營養成分會遭到破壞，但是有些蔬果被烤過之後，營養價值或消化吸收率會變得更高。蘋果、甜菜根和紅蘿蔔煮熟之後，膳食纖維會變軟，消化吸收速度變快，尤其是紅蘿蔔的 β-紅蘿蔔素體內

吸收率會增加兩倍之多。

像這樣把食物煮熟再吃的吸收率最高，所以將 ABC、ACC 和 BBC 果汁的食材煮熟榨成汁，在空腹狀態下攝取的話，可提高必需營養素的吸收率，膳食纖維則可以促進腸胃運動，順利排出老廢物質。所以我推薦大家在享用早餐或晚餐之前飲用，但是不建議以 ABC、ACC 和 BBC 果汁取代正餐。

那麼，透過 ABC、ACC 和 BBC 果汁，我們可以獲得哪些營養成分？人體由約 96％的有機物質和 4％的礦物質組成，其中像鈣、磷、鎂、鈉、鉀等礦物質無法經過其他營養素的合成或轉換來取得，一定要從食物中攝取。

主要形成像牙齒這種堅硬部位的礦物質可以調節並維持體內的生理機能，也能組成內臟器官、肌肉和血液成分，維持體內的酸度，調節水分的量。雖然礦物質參與著體內的各種生理活動，但是我們需要攝取的量其實很少。

不過，礦物質會對人體基礎代謝造成深遠的影響，缺乏礦物質會引起各種營養素的缺乏，又會阻止脂肪分解導致我們變胖。反之，即使只是多攝取一點點，礦物質就無法排出體外，還可能帶有毒性。以下是可以透過 ABC、ACC 或 BBC 果汁獲得的礦物質。

維他命 A

維他命 A 是脂溶性維他命，有益於眼睛保健。除此之外，還可以製造牙齒、骨骼軟組織或皮膚，使其保持健康狀態。它在正常成長、發育、生殖、細胞分裂和基因分裂方面發揮重要的作用，也在產生免疫反應方面扮演重要的角色。

大部分的肉類富含維他命 A，但是雞蛋、波菜、紅蘿蔔、蘋果和香蕉等食物也有大量的維他命 A。所以素食者可能會缺乏維他命 A，導致甲狀腺功能低下，但是低碳高脂菜單搭配 ABC、ACC 或 BBC 果汁一起吃的話，就不用擔心維他命 A 攝取不足了。

很多人認為 β-紅蘿蔔素和維他命 A 一樣，但是 β-紅蘿蔔素是另一種成分，通常會在肝臟中轉換為維他命 A。之所以會出現紅蘿蔔富含維他命 A 的誤解，是因為其他橘色蔬菜或綠色蔬菜是 β-紅蘿蔔素的寶庫。β-紅蘿蔔素是維他命 A 的前驅物。若想知道 β-紅蘿蔔素和維他命 A 之間的差異，那麼要先了解維他命 A 的種類。

食物含有的維他命 A 可以分成兩種。第一種是維他命 A，第二種是維他命原 A。肉類、魚類和乳製品等動物性食物含有維他命 A，像紅蘿蔔這樣的黃綠色蔬菜或海藻類等植物性食物則含有維他命原 A。而維他命原 A 類的代表就是 β-紅蘿蔔素。

β- 紅蘿蔔素

　　β- 紅蘿蔔素是五百多種類紅蘿蔔素 [22] 之中的一種，黃綠色蔬菜、水果或海藻類都富含 β- 紅蘿蔔素。紅蘿蔔、南瓜、波菜和茼蒿也含有大量的 β- 紅蘿蔔素。

　　β- 紅蘿蔔素是一種強力抗氧化物，是身體製造能量的過程中生成的副產物，可以保護細胞免於活性氧的攻擊。由於它具有抗氧作用，長期以來被用來治療皮膚病患者。

　　β- 紅蘿蔔素被吸收到體內之後，會變成叫做視黃醇 [23] 的成分，再轉換成維他命 A。需要的時候當作維他命 A 使用，用剩的則會排到體外。為了區分視黃醇和在體內被轉換的 β- 紅蘿蔔素，我們通常把視黃醇叫做「既成維他命 A」（Preformed vitamin A）。

　　在維持視網膜的健康，預防眼睛疲勞和眼球乾燥，恢復視力等方面，維他命 A 扮演關鍵的角色，且有助於身體的成長發育、細胞分化與增殖。所以對於整天雙手不離電腦和手機，眼睛到了晚上就變得模糊乾澀的現代人來說，是必不可

22. 類紅蘿蔔素　廣泛分布於動植物之中的黃色或紅色色素，易溶於油，會在動物體內製造維他命 A。
23. 視黃醇　維他命 A 之一，又叫做純維他命。在維持皮膚表皮細胞功能方面扮演重要的角色。

少的成分。

　β-紅蘿蔔素有助於預防皮膚損傷，防止皺紋或老人斑的增長。不過，攝取的時候要根據個人是否抽菸、有無其他生活習慣和疾病，控制攝取量。某些研究顯示吸菸者攝取過多 β-紅蘿蔔素的話，可能會得到肺癌。因此，長期吸菸者需要和主治醫生諮詢再攝取 β-紅蘿蔔素。不過，平常一般的攝取量不會產生副作用。

　一般人就算攝取大量的 β-紅蘿蔔素，轉換成維他命 A 的量也只是人體所需要的量，所以對身體無礙。因此，與其服用營養劑來補充維他命 A，還不如攝取 β-紅蘿蔔素。

　每一百公克的紅蘿蔔，含有七千六百二十微克的 β-紅蘿蔔素。生吃紅蘿蔔的話吸收率比較低，但是煮熟或加油烹飪的話吸收率會提高。

鐵質

　基本上，鐵質負責搬運體內的氧氣，製造血液，所以是生成熱量的必要成分。因此，鐵質在增進記憶力和製造能量方面扮演舉足輕重的角色。如果患有缺乏鐵質而產生的貧血症，組織和組織之間傳遞的氧氣會變得不足，二氧化碳的積累可能會導致整天疲憊，所以足夠的鐵質供給十分重要。

ABC 果汁的甜菜根裡的鐵質含有鉀、磷、鈣、硫、碘、鐵、銅、碳水化合物、蛋白質、脂肪、維他命 B1、B2、B6、P 和菸鹼酸 [24]，其中的維他命 C 能增加四倍左右的鐵質吸收量。此外，甜菜根會再生與重新活化紅血球，成為提供身體新鮮氧氣的供給來源。熟成的香蕉含鐵量也很高，有助於生成血紅素和改善貧血。

錳

　　甜菜根或紅蘿蔔這類植物性食物含有大量的錳。有助於骨頭、軟骨、肌腱和膠原蛋白在肝臟、骨頭、腦垂腺和胰臟之中形成，在正常地成長發育過程中扮演重要角色。錳主要發揮降低活性氧運動性的抗氧化作用，是細胞再生、免疫功能正常運作的必要成分。

　　使用維他命 B、C、E 的時候，錳在活化酵素，消化與吸收方面扮演重要角色。此外，錳可以提升記憶力，有助於保持心理穩定，對於維持正常的甲狀腺機能起到重要的作用。

---

24. 菸鹼酸　沒有油脂的肉富含菸鹼酸，且大部分的動植物都有此成分，又叫做維他命 B3。

某些研究指出缺乏錳的話，可能會導致體重下降、皮膚炎、低膽固醇血症、掉髮、關節疾病、骨質疏鬆症等骨骼疾病。而且錳還跟生殖功能有關，所以錳的缺乏可能導致性功能低下。

人體需要的錳極少，所以只要保持攝取蔬菜和堅果類等食物的正確飲食習慣，就不會發生缺錳的事情。不過，過量的錳也會引發危險，所以要避免過量。受到抽菸等環境因素的影響，錳的攝取量可能會大於每日必需量，所以也要糾正個人的生活習慣。

Omega-3

Omega-3 是在心血管健康方面扮演重要角色的必要成分，但是人體無法自行合成，必需從食物中攝取。大部分的人通常都是攝取從鯖魚、鮭魚和鯷魚等魚類身上提取的 Omega-3，但是有些人會覺得有魚腥味或感到腸胃不適。動物性 Omega-3 不僅會造成身體不適，還很有可能讓人體暴露於重金屬、塑膠微粒和輻射等海洋汙染當中，所以植物性 Omega-3 最近備受矚目。

植物性 Omega-3 暴露於氧氣或陽光下的話，會產生氧化過程，在此過程中油脂可能會酸敗。但是很多人都表示通

過甜菜根這類植物攝取植物性 Omega-3 的時候，腸胃不會不舒服。

眾所周知，Omega-3 的 DHA 成分可以改善乾眼症，有益於眼睛保健。這個營養素之所以重要，是因為三酸甘油酯[25] 能減少血液裡的脂肪，具有阻止斑塊在動脈裡堆積，降低血壓的效果。從結果來說，Omega-3 有助於降低血中的膽固醇和中性脂肪數值，改善心血管疾病，提升免疫力。

蛋白質

形成肌肉、內臟、骨頭和皮膚等等的蛋白質，是組成身體的必需營養素之一。蛋白質具有催化功能，負責連接細胞內的各種化學反應，是肌肉成長與恢復、防止肌肉損失的必要成分。缺乏蛋白質的話，肌肉會減少。而且構成頭髮、指甲和皮膚表面細胞層的角蛋白屬於基本蛋白質，所以缺乏蛋白質的話，頭髮會變細或掉落。

蛋白質不足的話，體內囤積的脂肪會轉換成蛋白質。運動的話，蛋白質在肌肉拉扯受傷時會依附在這個部位，修

---

25. **三酸甘油酯** 由一個甘油分子和三個脂肪酸分子，組成的酯類中性脂肪。

復損傷的肌肉，等它結合後肌肉就會變得結實。不過脂肪經由血管移動的話，血中膽固醇數值也會升高。膽固醇增加的話，罹患心肌梗塞等心血管疾病的風險就會變高。

每一公斤的體重平均需要攝取一點五至二公克的蛋白質。每一百公克的牛肉、雞肉、雞蛋和秋刀魚各含有二十點七公克、二十三公克、七點一公克、二十三點八公克的蛋白質。提到蛋白質的時候，大部分的人都會想到雞胸肉，但是我們其實也可以透過蔬菜攝取蛋白質。

每一百公克的煮熟的紅蘿蔔含有零點九三公克的蛋白質，一杯煮熟的紅蘿蔔片含有一點一二公克的蛋白質。尤其是甜菜根含有一點四公克的蛋白質，富含鐵質，有益於改善貧血症。香蕉含有大量的蛋白質合成要素，也有助於預防視網膜中央的黃斑部改變，進而造成視力障礙的黃斑變性。

維他命 B12

維他命 B12 的別名是「紅色結晶合成物」，又稱「紅色維他命」，對歐洲人來說是「給過度疲勞的人帶來活力的維他命」。此外，維他命 B12 是八種維他命 B 群的其中一種，又叫做鈷胺素，牛奶、肉和雞蛋等動物性食物都是主要的攝取來源，韓國人常吃的大醬湯或泡菜也含有大量的維他命

B12。

維他命 B12 可將攝取的食物轉換為能量，維持健康的消化系統和神經系統，讓皮膚和眼睛變健康，以及順利分泌荷爾蒙。更可維持健康的神經細胞，是細胞合成 DNA 所需的維他命，在製造基因物質時扮演重要的角色。

而且維他命 B12 可以降低同半胱胺酸數值，有助於維持健康的心血管，也能有效預防老年性黃斑部病變、乳癌和癡呆等疾病。同半胱胺酸是在體內生成的胺基酸，會損傷提供營養素和氧氣的血管內壁，妨礙血液循環，引發心肌梗塞和腦中風之類的血管疾病。維他命 B12 是和葉酸一起製造健康紅血球的必要維他命，所以攝取量不足的話，可能會引發神經系統疾病、持續性重度疲勞和手腳發麻的惡性貧血。

不治療維他命 B12 缺乏性貧血的話，可能會體重下降、食慾不振或感到疲勞，而且吃到辣味食物或鹹食的時候會感覺到嚴重的疼痛。最後對神經系統造成負面影響，可能無法保持身體的平衡、耳鳴、情緒起伏大或記憶力衰退導致癡呆等。

維他命 B12 可以從我們日常攝取的魚類、肉類和雞蛋等食物中取得，所以幾乎不會發生缺乏維他命 B12 的情況。不過，攝取量不足的話，可能會產生憂鬱症、偏執、妄想、喪失記憶和食慾不振等問題。因此，平常大多只攝取蔬菜的

人、有吸收障礙的人、接受過減重手術的人，最好定期檢查自己的維他命 B12 攝取量。

維他命 K

　　維他命 K 是脂溶性維他命之一，大致上可以分成維他命 K1（葉綠基甲萘醌）、K2（甲萘醌）和 K3。維他命 K 的主要功效是止血，流血時讓血液凝固的酵素凝血酶原[26] 的構成要素就是維他命 K。它可以抑制形成瘀青的血鐵質[27] 生成或擴張，減少瘀青。維他命 K12 在月經來的時候可以減少出血，並具有預防骨質疏鬆症、糖尿病和養顏美容的效果。

　　女性進入更年期後，女性荷爾蒙會減少，骨質密度因此下降，而維他命 K 有助於形成骨頭，又會影響鈣平衡，所以是更年期以後一定要攝取的營養素。此外，它在預防心血管疾病方面扮演重要的角色，有助於防止礦物質在動脈裡堆積，降低血壓，讓血液順暢地全身循環。

　　缺乏維他命 K 的話，可能會引起凝血障礙、骨質疏鬆症

---

26. **凝血酶原** 凝血酶的前驅物，是血清裡的蛋白質之一。流血時會轉變成凝血酶使血液凝固。
27. **血鐵質** 含鐵質的醣蛋白，可在肝臟等組織中找到。

和出血，而且容易瘀青、流鼻血、牙齦流血或出現血尿等初期症狀。反之，攝取太多的話則有可能貧血或產生黃疸。

主要攝取來源為綠色蔬菜的維他命 K，人體無法自行生成足夠的量，所以必須攝取食物來補充。根據韓國人的營養攝取標準，成人一天的必要攝取量一般來說是七十五點六五微克，透過食物攝取維他命 K 的時候，吸收率為 40%～80%。羽衣甘藍、波菜、蕪菁、青花菜和萵苣富含維他命 K，ACC 果汁中煮熟的高麗菜每一百公克則含有七十六微克的維他命 K。

到目前為止，我們了解了飲用 ABC、ACC 或 BBC 果汁之後能補充到的營養素。無論是果汁還是蔬菜汁，喚醒一天早晨的飲料會隨著生活習慣、飲食習慣和周遭環境發生變化。除了各種細菌和病毒之外，我們還暴露在許多的老廢物質當中，在很難補充合適的營養素的現代，試著以 ABC、ACC 或 BBC 果汁開始一天，享受品質更好的人生吧！

滿滿膳食纖維
維護腸道健康

　　一邊說「現在也到了要吃這些東西的年紀了」，一邊苦笑著將各種維他命、大蒜汁、高麗菜汁、鹿茸，甚至是紅蔘送入嘴巴。如果讓父母看到這樣的自己，他們會說只要平常好好吃飯就不會生病，要自己別擔心。

　　長輩說的話沒錯，但是在快速變化的現代社會，想要只吃對身體有益的天然食物實在有點困難。但是吃保健食品的話，又會想維他命經過合成後有辦法立刻見效嗎？還是應該要相信「吃了總是對身體沒壞處」的話？

　　患有特定疾病或到了特定年齡的人需要額外攝取維他命，但是一般的健康成人透過食物就可以充分補充維他命，所以不用額外攝取。然而，喝水吞下一顆維他命就能輕鬆攝

取到食品說明上羅列的所有成分，所以我們還是會先去找保健食品來吃。

不過，吸菸者透過保健食品攝取 β-紅蘿蔔素，或是平常服用抗凝血劑的患者從保健食品攝取維他命 K 之前，需要先諮詢主治醫師。也就是說，每個人是否抽菸、是否罹患疾病或生活習慣都不一樣，所以無論是 β-紅蘿蔔素、維他命 K 還是鈣、鉻等成分，攝取之前都要和主治醫師諮詢是否應該攝取以及攝取量。

健康的成人只要生活和飲食習慣規律，靠平常攝取的蔬果就能補足營養素。但是忙碌的現代人主要都是吃即食食品，每日營養攝取量往往是不足的。

不過，透過食物攝取維他命的吸收率高於吃營養劑這類合成維他命的吸收率，還不會產生副作用。ABC 果汁當然也富含各種維他命、礦物質、抗氧化物和膳食纖維。

腸道裡的神經細胞數量僅次於大腦，所以腸道又被稱為第二大腦。除了消化和吸收作用之外，還會生成人稱幸福荷爾蒙的血清素 [28] 等多種荷爾蒙，影響大腦和情緒。腸細胞損傷的話，會造成腎上腺功能低下或消化不完全，細菌或病毒毒素增加，最後導致腦功能低下。所以保養好腸道的

---

28. **血清素** 血液凝固時發揮血管收縮作用的物質。

話，也能維持大腦健康。

對我們有益的好菌、中性菌和壞菌在腸道中保持著平衡，協助腸道分解吸收養分。腸內細菌的功能大多和免疫力有關，也有研究顯示它會影響荷爾蒙的調節。

保持良好的腸道環境，也有助於維持免疫力。碳水化合物和膳食纖維是腸內好菌得以增值的食物，可提供身體各種協助，所以大量攝取富含膳食纖維的蔬果，能讓腸道蠕動和排便變得順暢，預防毒素在腸道內囤積。

膳食纖維會和抗氧化物、維他命、礦物質結合後，會先經過小腸再進入結腸，食用膳食纖維的好菌會包覆胃部，阻止毒素被吸收到體內，強化免疫系統，預防各種疾病。因此，如果想擁有好的免疫力，就要從腸道保養開始。也就是說，腸道健康的話，免疫力也會提升。

心臟打出來的血液流經動脈、微血管和靜脈後又再次回到心臟的過程就叫做血液循環。血液循環不良的話，手腳容易發麻，有可能引發心臟痛、頭暈和頭痛等，所以要多伸展和運動來保持良好的血液循環。在氣溫降低的冬天造成死亡人數劇增的心臟、心血管和腦血管相關疾病的死亡率僅次於癌症，由此可知血液循環有多重要。

紅蘿蔔、甜菜根、大蒜、番薯和高麗菜含有維他命、抗氧化成分和 Omega-3，有助於血液四處循環，供給氧氣和

養分給各個組織。

很多人害怕去看牙醫。有時候也會忘了要好好刷牙，或刷了但沒刷乾淨，結果產生牙結石和蛀牙。一年清除牙結石一次的洗牙雖然有保險的作用，但是也不能全靠洗牙來維持牙齒的健康。

富含纖維質和維他命的 ABC、ACC 和 BBC 果汁對牙齒保健也很好。另外膳食纖維可以清洗牙齒表面，在咀嚼的過程當中能夠自然而然地達到清除牙結石的效果。而且它也會按摩牙齦，預防牙齦發炎，也有助於清除口臭。

尤其是香蕉富含礦物質，其中含有的花青素 29 可以阻止細菌依附在牙齒表面，所以具有良好的牙齒美白效果。但是纖維質卡在齒縫當中的話，會腐蝕牙齒，所以最好在食用半小時後刷牙。

正如前面所述，ABC、ACC 和 BBC 果汁充滿膳食纖維，在空腹狀態下攝取的話不僅能產生飽足感，還可以促進腸胃蠕動，有助於順利排便。

ABC、ACC 和 BBC 果汁可帶來飽足感，而且熱量低只有一百五十卡路里，還富含各種維他命和礦物質，其製作食材蘋果、甜菜根、紅蘿蔔、高麗菜和香蕉富含抗氧化物，可抑

---

29. 花青素 具有抗癌、抗炎、抗過敏和血管擴張功能的成分。

制活性氧生成。此外，食材含有的維他命 C 不僅可以預防雀斑或黃斑，美白效果佳，還具有減緩老化的功效。

　　光是看到 ABC、ACC 和 BBC 果汁大概的效果就讓人覺得很健康了吧。接下來我們要學習如何製作果汁，以及了解果汁的具體功效。

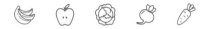

蘋果・甜菜根・紅蘿蔔 ABC 果汁

　　為了方便計量，以下將使用在超市或便利商店隨手可得的一般大小的紙杯來計量。通常二百毫升或一百八十公克的食材，可以裝滿一杯紙杯。按照本書的所有果汁食譜來做的話，可以製作出五百至六百毫升（約兩杯）的果汁。

　　將蘋果、甜菜根和紅蘿蔔洗乾淨之後連皮切塊。把所有材料切成一點五至二點五公分左右的立方體，方便計量。

　　兩顆蘋果的熱量和一碗白飯差不多。一顆蘋果大約二百五十公克，所以加入 ABC 果汁的蘋果含有一百四十至一百六十的卡路里。每一百公克的蘋果熱量約五十七卡路里，相較於重量相同的橘子（三十九大卡）、梨子（五十一大卡）、葡萄柚（三十大卡）、檸檬（三十一大卡）或西瓜

（三十大卡），熱量偏高，但是飽足感相對高，有助於調整食量。

　　每一百公克的紅蘿蔔熱量約三十七卡路里，所以 ABC 果汁的紅蘿蔔熱量約六十至七十卡路里。每一百公克的甜菜根不超過四十五大卡，所以有助於減少內臟脂肪。去掉甜菜根的根尾，挖除黑色部分之後，用保鮮膜包起來冷藏即可。有些人會覺得甜菜根的土味很重，把甜菜根煮熟或烤熟的話就可以減少土味。

　　製作 ABC 果汁的時候，有一點需要特別注意。甜菜根含有的不溶性草酸會在體內和鈣產生反應，形成結晶。腎臟不好的人攝取大量甜菜根的話，可能會產生腎結石，所以要定量攝取。而且有可能引發腹痛或腹瀉，所以一定要攝取定量的甜菜根，蘋果則沒關係。此外，甜菜根可能會引發尿液變紅的紅尿現象，但是這不是副作用，請安心飲用。

　　榨果汁的時候，要使用攪拌機或食物調理機取代榨汁機，飲用的時候才能一起攝取到膳食纖維。使用此方法製作果汁的話，果皮會一起被磨成殘渣，這個部分就是膳食纖維。所以為了讓 ABC 果汁發揮功效，建議不要磨得太細，磨成渣狀就可以用湯匙舀來吃。

　　前面也提過好幾次了，ABC 果汁富含膳食纖維。為了維持腸內菌叢健康，我們必須攝取膳食纖維，但是有些人吃下

之後會感到腹痛、消化不良或脹氣。

　　這不是 ABC 果汁的副作用，而是肚子裡的好細菌在分解膳食纖維的過程中產生氣體的自然現象。如果持續感到肚子脹氣的不適感的話，要稍微增加果汁量和水分攝取量。

　　就算不是喝 ABC 果汁，在食用含有大量膳食纖維的食物之後，纖維質也有可能會堵住腸道，所以重點在於攝取足夠的水分。**＊ ABC 果汁製作方法，請見 p.213**

蘋果

　　你知道改變世界的三種蘋果嗎？那就是亞當與夏娃的蘋果、牛頓的蘋果和法國畫家保羅・塞尚的蘋果。《聖經・創世紀》裡的亞當和夏娃吃下禁果蘋果之後，亞當嚐到勞動的痛苦，夏娃體會到生產的痛苦，揭開了基督教的序幕。一六六六年，蘋果掉到在蘋果樹下睡覺的牛頓頭上，讓牛頓發現了重力法則萬有引力定律。而現代藝術之父保羅・塞尚以物體反射的光線發生變化的蘋果震驚藝術之都法國巴黎。

　　這是代表宗教、科學和藝術的三大世界級蘋果。雖然史蒂夫・賈伯斯近代創立的品牌「Apple」也是改變人類的蘋果之一，但是本書提及的食用蘋果也為促進人類的健康出了一份力，所以我想悄悄地將代表健康的蘋果也列入改變人類

的蘋果之一。

英國有一句諺語是：「每天一蘋果，醫生遠離我。」日本也流傳著：「蘋果紅了，醫生的臉就綠了」這樣的說法。僅憑一顆蘋果，就能讓我們免於看醫生嗎？

答案是沒錯。正如大部分的人所知道的，肌膚雪白的白雪公主喜愛的蘋果有益於養顏美容。白雪公主之所以能成為白雪般的公主，正是因為她愛吃蘋果。此外，蘋果可以強化肺臟功能，預防高血壓，在恢復疲勞方面也有明顯的成效。

挑選蘋果時，建議挑拿起來夠重、果肉飽滿的蘋果。香味幽淡，果皮鮮紅，80％呈紅色的蘋果更美味。全球有超過一萬種各式各樣的蘋果品種，色澤會隨著種類而變，而紅露蘋果和富士蘋果分別有90％和85％的紅色果皮，最為美味。有些人會避開表面有小斑點的蘋果，但是這種蘋果的糖度反而很高。挑選蒂頭是青綠色的蘋果，也能成功挑到好吃的蘋果。

蘋果熱量低，膳食纖維多，可維持長久的飽足感，所以很適合在節食的時候吃。蘋果還富含纖維質，每一百公克含有二點四公克的纖維質，一顆拳頭大小的蘋果即有四公克的纖維質。纖維質經過腸道形成糞便，有助於定期排便。

蘋果富含維他命和礦物質，所以不僅有助於消化，還可以調節胃的酸度，促進肝臟、腸道功能，讓體內變乾淨。節

食的時候，要讓食量變得比平常還小，所以很容易便祕，但是攝取蘋果的話可以改善這個問題。蘋果富含的果膠[30]是蔬菜中少見的水溶性膳食纖維，不僅有助於順利排便，也能避免肚子脹氣。

某份研究讓八十名便祕患者攝取四週的蘋果之後，觀察了他們的腸內細菌，發現有益菌數量增加，便祕症狀減緩，消化也獲得了改善。由此可知，果膠會保護大腸的黏膜，有助於改善便祕、腹瀉、腹痛和腹脹等腸躁症，以及體質。

果膠不僅能降低血液的 LDL 膽固醇，還可以減少提供半乳糖醛酸[31]的胰島素進而降低血糖，所以果膠也是有助於控制糖尿病的纖維素。

蘋果果皮含有的果膠可防止膽固醇黏附在血管壁上，有助於預防冠狀動脈疾病，適合心血管疾病患者攝取。C反應蛋白（CRP）會提高罹患心臟病或糖尿病病的風險，而調查結果的分析顯示，常吃蘋果的人 CRP 值比較低。

特別的是，蘋果含有一百種以上的多酚。多酚的抗氧化作用可減緩老化，防止黑色素過度生成，具有美白效果。此

---

30. **果膠** 產生細胞結合作用的多醣類之一，存在於所有植物的細胞壁。

31. **半乳糖醛酸** 葡萄糖醛酸的同分異構物，是果膠的主要成分，半乳糖的氧化形態。

成分也可以防止壞膽固醇留在血管內，讓血液能夠順暢地在體內循環。此外，多酚會抑制可能誘發過敏的酵素機能，提升免疫力，有效預防流感等病毒。

大家應該都碰過工作太忙或因為日常生活疲憊不堪，怎麼睡還是很累的情況。這是因為叫做乳酸的物質在身體裡堆積。在身體缺乏氧氣的狀態下運動的話，就算我們不覺得疲勞，乳酸也會堆積在肌肉之中，導致高度疲勞。這種疲勞物質就叫做乳酸，而蘋果的檸檬酸和有機酸可以分解乳酸，消除疲勞，有助於穩定心神。

檸檬酸會包覆鈣或鎂等不容易吸收到體內的礦物質，提升吸收率，讓我們獲得均衡的礦物質。它也會結合重金屬這類傷害身體的物質，一起排出體外，此過程稱為螯合作用。檸檬酸在發揮螯合作用的過程中，會產生阻止細胞氧化的抗氧化作用，因此有助於預防肺癌、乳癌、大腸癌、肝癌和胰臟癌等癌症。

此外，蘋果含有維他命 C、β-紅蘿蔔素、槲皮素[33] 這類抗氧化成分，可發揮正面作用，例如加強免疫力、防止老

---

33. **槲皮素** 具有黃酮類化合物的醣苷之一，含有黃色色素，且帶有特殊的氣味和苦味，廣泛分布於蔬果當中。作用為強化微血管、抗癌等。

化和養顏美容。還能減少口腔內的細菌，有助於預防蛀牙。具有清除尼古丁的排毒作用，所以也能幫到吸菸者。而檸檬酸具有鹼性，可以防止身體酸化，維持健康的身體。

很多人吃烤肉的時候會根據個人喜好沾調味料來吃，吃完烤肉再吃蘋果的話，蘋果富含的鈣有助於把和豬肉一起吃下肚的鹽分排到體外。也就是說，豬肉和蘋果相遇的話會形成互補關係，不會產生後遺症。吃完豬肉再吃蘋果當飯後水果，可說是絕配的組合。

製作 ABC 果汁或 ACC 果汁的時候，需要一起榨蘋果和紅蘿蔔。有些人擔心一起攝取蘋果和紅蘿蔔的話，紅蘿蔔的抗壞血酸氧化酶會破壞蘋果的維他命 C。

一起攝取紅蘿蔔和富含維他命 C 的水果的確不太好，但是蘋果的維他命 C 含量相對地比其他水果少，而蘋果的檸檬酸會阻止維他命 C 遭到破壞，所以一起榨蘋果和紅蘿蔔的話，可以抑制抗壞血酸氧化酶產生作用。而且抗壞血酸氧化酶不耐熱或酸，所以稍微汆燙紅蘿蔔再一起榨來喝的話，就不用擔心這一點，可以完整地吸收蘋果的維他命 C。

蘋果的紅果皮含有的檞皮素和紅蘿蔔的抗氧化劑 β-紅蘿蔔素一起攝取時，會產生協同效應，能有效預防癌症和老化。如同一顆蘋果改變了人類的起源、科學和藝術，從現在起讓 ABC 果汁的蘋果成為我們的健康轉捩點吧。

蘋果的功效

- 富含纖維質，具有幫助消化，改善排便的效果。
- 可降低發炎指數（CRP），提升免疫力。
- 預防冠狀動脈疾病與心血管疾病。
- 具抗氧化效果，養顏美容和防止老化的成效佳。
- 有助於排出鈉。

甜菜根

除了鈣、維他命 B 之外，甜菜根還富含多種營養素，是知名的「超級食物」（Superfood）。甜菜根的顏色有如紅寶石，長久以來被拿來當作染料或甜味劑，不過這個蔬菜對韓國人來說有點陌生。

甜菜根來自地中海沿岸的南歐和北非，和十六世紀開始在歐洲普及的西洋芹、甜椒和青花菜並列為西方四大蔬菜。一般來說，甜菜根在韓國人的餐桌上不太常見，但是近來甜菜根備受矚目，被視為節食、改善貧血或高脂血症、消除疲勞等症狀的健康食物。

甜菜根口感脆，果肉呈鮮豔的粉紅色，可增加視覺上的

享受。由於最近大眾對使用了甜菜根的料理深感興趣，像是沙拉或醃甜菜根，韓國也因此開始大量栽種甜菜根。常言道「所知即所見」，在超市或菜市場睜大眼睛找找看的話，一定可以找到甜菜根。

人稱古代醫學之父的希波克拉底的紀錄曾寫到：「在流血的傷口上塗抹甜菜根葉，可治療傷口與解毒。」此外，甜菜根一直以來都是便祕治療藥和解熱鎮痛藥。古代希臘人也視甜菜根為珍貴之物，獻給神殿當作祭物。

甜菜根含有大量對健康有益的營養素和抗氧化物，例如葉酸和鉀。除此之外，還能降低血糖和胰島素阻抗，所以也很適合有糖尿的人攝取。

好的甜菜根外觀圓滾，表面光滑，根部不大，顏色深且硬脆。為了預防水分流失，最好在購買後用餐巾紙包好，放入夾鏈袋冷藏。根莖類蔬菜代表蔬菜甜菜根或紅蘿蔔，是排出體內毒素的排毒果汁食材，相當受到矚目。再加上熱量低，適量攝取的同時也能達到減重效果。

尤其是根莖類蔬菜為了過冬，會將營養成分完整地保留在根部，因而富含營養素。番茄富含的有名的番茄紅素 [34]

......

34. **番茄紅素** 類紅蘿蔔素色素之一，具有抗癌作用。

也能在甜菜根中找到，此成分具有中和活性氧、抗老化、抗炎和抗癌的效果，所以西方人視甜菜根為超級食物。

很多人認為想鍛鍊肌肉的話，就要多吃肉，但是其實也有能幫助鍛鍊肌肉的蔬菜，甜菜根便是其中一種。甜菜根含有的膳食硝酸鹽會轉換成一氧化氮，提升血管機能。這可以增加能量，使我們消耗更多的熱量，增強精力和強度，使我們堅持不懈地運動。甜菜根還有助於縮短運動後的恢復時間，改善體力。

甜菜根含有抗氧化的甜菜鹼，含量是番茄的八倍以上，所以又被稱為「土裡的紅寶石」、「地底下的紅血」。為了透過排毒治療肝損傷，恢復細胞，體內會生成肉鹼[35]有效地保護腎臟，阻止細胞受損，以及預防脂肪肝。

甜菜根之所以會有「地底下的紅血」這個綽號，是因為它富含使根肉呈紅色的抗氧化劑甜菜紅素[36]。甜菜鹼是血液中常見的成分，而甜菜根的甜菜鹼含量比高麗菜、水芹或甜椒都還要高。

甜菜鹼是清除肝毒和消化的必要成分，可降低血壓、降低血糖、恢復視力和排毒。美國心臟學會表示每天喝一杯甜

---

35. **肉鹼** 存在於肌肉的無色固體。
36. **甜菜紅素** 植物中甜菜黃素和甜菜苷色素群的總稱。

菜根果汁，可以預防心血管疾病。

　　根據韓國食品藥物管理局，甜菜根富含甜菜鹼，具有抗氧化作用，可以預防各種疾病。活性氧是會引發癌症、動脈疾病、糖尿病、高血壓和腦中風等多種疾病的物質，而紅甜菜根是一種抗氧化劑，能降低損傷細胞的活性氧活躍度，有助於預防發炎性心臟病、惡性新生物等重症疾病，並減緩體內發炎症狀。

　　糖尿會損害眼睛、心臟和腎臟等部位的血管。血糖因為糖尿而升高的話，血濃度也會上升，導致血液黏稠。在這種情況下，血管不僅會收縮，使血液無法順暢循環，還有可能發生堵住血管的高脂血症。但是甜菜根的甜菜鹼有助於防止細胞損傷，降低壞膽固醇數值，保持血管健康。

　　甜菜根的硝酸鹽有助於擴大血管，讓血液順利流動，降低導致動脈硬化的同半胱胺酸濃度，預防血管問題和相關疾病，例如高血壓或心血管疾病。換句話說，甜菜根可以防止老廢物質堆積於血管，保持血液乾淨，因此持續攝取甜菜根的話，可以預防糖尿等各種心血管疾病。

　　甜菜根也含有名為 α - 硫辛酸[37] 的抗氧化劑，可降低血糖，提升胰島素敏感性，還有助於預防糖尿病周邊神經病

----

37. α - 硫辛酸　協助線粒體呼吸酶的中長鏈脂肪酸。

變、糖尿病自律神經病變。

　　二〇一四年的某份研究結果指出，飲用一杯（二百二十五毫升）甜菜根汁的話，能有效降低飯後血糖。二〇一七年的某些研究又指出，肥胖者攝取碳水化合物之後飲用甜菜根汁的話，胰島素阻抗會變低。而最近的研究結果也顯示，甜菜根的硝酸化合物能降低第二型糖尿患者的血壓。也就是說，甜菜根有助於抑制胰島素急遽分泌，預防糖尿。

　　膽鹼 38 最近才被列為營養素，所以對大部分的人來說，這或許不是耳熟能詳的維他命。膽鹼是甜菜根含有的營養素之一，以前不僅沒被分類為礦物質或維他命，也鮮少有相關的攝取建議事項，但它是大腦運作的必要營養素之一。

　　雖然體內會自然生成些微的膽鹼，但是剩下的要從甜菜根、雞蛋、豬肝、鮭魚、牛肉和黃豆芽等食物中攝取。膽鹼具有提高免疫力，緩和發炎，預防肺癌和肺炎的功效。

　　甜菜根不僅含有膽鹼，還包含了葉酸。葉酸是胎兒脊髓和大腦健康發展的必要營養物質，所以有益於產婦。甜菜根不僅富含各種礦物、維他命 A 和 C，還含有每日建議攝取量達 29%的葉酸。

---

38. 膽鹼　維他命 B 群之一。

葉酸可以讓紅血球活躍地生成，因此也有益於紅血球無法提供充分氧氣給組織而缺氧貧血的人。葉酸會促使成人製造健康的細胞，有助於維持既有的細胞。此外，它能有效提供氧氣給大腦，所以有助於睡眠、學習和提升記憶力，進而減緩失智症的惡化速度。

提到和眼睛保健有關的維他命的時候，很多人都會想到維他命 A 或葉黃素，但是花青素的功效也不輸這兩種成分。具有抗氧化和降血壓功效的花青素，不僅可以防止皮膚老化，也能有效保持眼睛健康。

現代人長時間使用手機和電腦，應該更加注意眼睛保健。我們的視網膜裡有一種會影響視覺的蛋白質，那就是叫做視紫質的色素體。光線進入眼睛的時候，視紫質會把光線傳遞到大腦，讓我們看清楚周遭事物。缺乏視紫質的話，視力會變糟和罹患眼睛相關疾病，而甜菜根的花青素具有促進視紫質合成的作用，有助於降低眼睛疲勞，改善視力，預防白內障。

甜菜根屬於低卡路里食物，每一百公克的熱量只有四十三卡路里。甜菜根不僅含有成人每日建議攝取量為11％以上的纖維質，且水分含量高，飽足感維持時間長久，所以也是很好的節食食物。水分含量高、熱量又低的食物減重效果最佳，所以甜菜根可以說是減重的理想食材。

甜菜根的膳食纖維含量也很高，可預防便祕，而且富含生物鹼[39]促進排尿，協助排出體內的老廢物質。不過，正如我前面提過的，有時候會出現粉紅色的尿或糞便，但是這不是食用甜菜根的副作用，而是一種自然現象，所以不用太驚訝。將生甜菜根榨成果汁來喝所吸收到的營養最多。和富含鉀的番薯一起吃，或是和富含果膠的紅蘿蔔一起榨來喝的話，有助於調節血糖，防止血糖急遽上升，所以適合糖尿患者攝取。

還有點陌生但充滿營養的甜菜根可以生吃，也可以磨成粉末來吃，但是榨成果汁來喝是最好的。不過，消化能力差的人可能會因為甜菜根的粗糙感而消化不良，覺得肚子脹脹的。

所以消化能力較差、經常腹瀉的人最好少量攝取。雖然氽燙再吃的話，維他命 B、C 群會因為加熱遭到破壞，但是這有助於甜菜根的消化和提升吸收率。

第一次食用甜菜根的時候，可能會肚子痛，所以最好先攝取一點點，等適應了再慢慢增加份量。甜菜根這種根莖類蔬菜的含鉀量尤其多，所以腎臟疾病患者攝取的話，尿酸數值可能會攀升，需多加注意。

---

39. **生物鹼** 植物體內含氮的鹼基性有機化合物。

甜菜根的功效

- 縮短運動後的恢復時間，有助於改善體力。
- 抑制脂肪堆積。
- 清除肝的毒素，幫助消化。
- 抑制胰島素急遽分泌，預防糖尿。
- 有助於預防高血壓、腦中風和心肌梗塞。
- 協助排出鈉。
- 具有抗氧化效果，可以預防發炎疾病。

以體重六十公斤的普通成人來說，建議將四分之一的甜菜根煮熟再榨來喝。不過，腎臟疾病患者想喝 ABC 果汁的話，需要先和平常負責診斷自己的主治醫師諮詢。

紅蘿蔔

紅蘿蔔的意思是「根肉呈紅色，帶有甜味的蘿蔔」。這就像沒看過鄉下奶奶家的小黃狗，也知道小黃狗是黃色的小狗，我們從名稱就能推敲出意思來。

紅蘿蔔會囤積糖分，以備在寒冷的土裡戰勝寒氣。日本

人將紅蘿蔔視為僅次於人蔘的藥材。紅蘿蔔和甜菜根一樣含有大量的膳食纖維，維持飽足感的同時，可以產生適量的能量，但是它的卡路里低，所以有助於有效地減重。

挑選紅蘿蔔的時候，最好選擇末端細長、表面光滑筆直、顏色深且鮮明、拿起來有重量感的有點粗的紅蘿蔔。先把紅蘿蔔切好的話，β-紅蘿蔔素會氧化，所以最好在食用之前再處理就好。

不過，如果覺得要吃之前才準備很麻煩的話，也可以在紅蘿蔔最美味的時期購入，用報紙包住還沾有泥土的紅蘿蔔後，放入夾鍊袋冷藏，或是用保鮮膜一個一個包起來再冷藏，這樣就可以長期保存紅蘿蔔了。

豎向切開紅蘿蔔的話，可以看到一條條分開的紋路。有些人可能會以為紅蘿蔔還沒成熟，但是紅蘿蔔的各個部位本來就是分開的。紅蘿蔔切開之後，以紅蘿蔔心為基準，外圍是韌皮部，內圍則是木質部。韌皮部是蛋白質、脂肪或碳水化合物等營養成分移動的部分，所以香味濃烈。木質部則是水移動的部分，因此水分多，口感脆。

紅蘿蔔的英文是"Carrot"，便是因為它充滿紅蘿蔔素（Carotene）[40]。名符其實的紅蘿蔔真的富含紅蘿蔔素。由於富含 β-紅蘿蔔素，紅蘿蔔被選為最健康的食物，但是生吃的話營養吸收率大約只有 10%。把紅蘿蔔煮熟或加油烹

飪的話，吸收率可以提高到 30 ～ 50％左右，所以為了提升體內吸收率，煮熟來吃也是不錯的方法。

另外，有些食物並不適合和紅蘿蔔一起烹調。從營養學的角度來看，紅蘿蔔和小黃瓜兩者並不搭，因為紅蘿蔔的抗壞血酸氧化酶會讓小黃瓜裡的維他命 C 流失。想同時在料理中加入小黃瓜和紅蘿蔔的時候，拿削皮炒過的紅蘿蔔和醃小黃瓜當作食材的話，即可防止營養的流失。和油分一起攝取紅蘿蔔的話，吸收率會從 10％增加至 60％，所以就算製作起來有點麻煩，加入炒過的紅蘿蔔比較好。

紅蘿蔔的 β-紅蘿蔔素是維他命 A 的前驅物，這是轉換為維他命 A 的前一個階段。也就是說，β-紅蘿蔔素進入人體的時候，就會轉換成維他命 A 被吸收到體內。維他命 A 具抗氧化效果，有助於預防癌症或心臟疾病等慢性疾病，而 β-紅蘿蔔素會發揮抗氧化作用，防止細胞損傷，幫助生成膠原蛋白，維持肌膚的彈性。

此外，維他命 A 可形成並強化全身的黏膜，保護身體免於細菌或病毒的侵襲，是細胞生成時的重要角色，能有效預防麻疹或水痘這類免疫性疾病。維他命 A 還可以形成皮

---

40. **紅蘿蔔素** 類紅蘿蔔素之一，紅蘿蔔或辣椒富含的紅色物質，會在動物體內轉換成維他命 A。

膚保護膜，保護皮膚遠離紫外線，防止水分流失或脫水，保持肌膚健康，緩和冬天化妝前令人在意的角質、色素沉澱、皮膚乾、痘痘和濕疹等皮膚疾病。維他命 A 也能形成胃和大腸的黏膜，預防便祕和大腸癌，以及形成鼻子和口腔內的黏膜，有效預防哮喘、咳嗽和支氣管炎等呼吸道疾病。

此外，維他命 A 有助於形成眼球表面的脂肪層，可以預防乾眼症，並形成我們在暗處分辨事物所需的視紫質，預防無法在黑暗中看清事物的夜盲症。

維他命 A 有助於構成骨頭和牙齒，所以在幼兒和青少年成長期，維他命 A 的攝取十分重要。不過，維他命 A 對成年人的骨頭形成沒有幫助，沒什麼改善骨質疏鬆的效果。

活性氧是我們人體的必要物，但是量太多的話可能會損傷我們的器官，促進老化。那麼，少呼吸就是正確的解答嗎？這種說法太離譜了。實際上跟呼吸活動無關的活性氧可以藉由攝取具抗氧化效果的食物來清除。

紅蘿蔔是強力的抗氧化劑，不僅可以防止老化和養顏美容，還能提升免疫力，具有抗癌效果可預防癌症。雖然氧氣是讓我們活下去的不可或缺的東西，但是留在體內的活性氧會促進體內細胞氧化，導致老化，形成糖尿、高血壓和癌症等。

維他命 A、C、E、硒、鐵和鋅等成分含有抗氧化劑，而

紅蘿蔔的 β - 紅蘿蔔素會發揮抗氧化作用提升免疫力，藉此保護皮膚，維持眼睛健康，增強整體的免疫力，保護身體免於受到外部的刺激。

有別於靠小便排出的水溶性維他命，以維他命 A 為首的維他命 D、E 和 K 是脂溶性維他命，所以會囤積在體內，過度攝取的話會造成中毒。不過，只要別天天只吃紅蘿蔔，或服用過多的維他命 A 產品，而是從蔬菜攝取的話，中毒的可能性很低，所以不用太擔心。

紅蘿蔔的 α - 紅蘿蔔素有助於緩和老化，又能透過利尿作用將體內殘留的小便順利排出，具有預防膀胱炎的效果。它會促進體內多餘水分或毒素排出，所以也有預防手腳冰冷的功效。紅蘿蔔含有大量的鉀，有助於排鈉，調節血壓，維持體內鈉的平衡。所以水腫的時候攝取紅蘿蔔的話，多少可以消除水腫。

有些人會因為紅蘿蔔帶甜味，就認為攝取紅蘿蔔會提升血糖，對糖尿患者有害，但其實不然。紅蘿蔔富含的可溶性纖維質有助於調節血糖和胰島素數值，所以紅蘿蔔配洋蔥、豬肉馬鈴薯湯一起吃的話，反而是對糖尿患者很好的食物。蔬菜的纖維質轉換成葡萄糖後有助於讓血液裡的血糖慢慢上升。

每一百公克的紅蘿蔔含有二點八公克的纖維質。一杯生

紅蘿蔔約含有十公克的碳水化合物和四公克的纖維質。紅蘿蔔可以維持飽足感，所以具有控制體重的功效。

尤其是紅蘿蔔雖然有很多纖維質，但是整體的88％由水分組成，所以卡路里低又能讓我們感覺到飽足感，減少中性脂肪。以紙杯為基準，一杯紅蘿蔔丁的熱量只有五十二卡路里，所以對控制體重的人來說，沒有比紅蘿蔔更好的零食了。

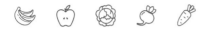

蘋果・高麗菜・紅蘿蔔 ACC 果汁

　　到目前為止我們了解了 ABC 果汁的功效，這次要認識的是 ACC 果汁。ACC 果汁拿掉了 ABC 果汁的 B（甜菜根），換成高麗菜，是由蘋果、紅蘿蔔和高麗菜製成的果汁。

　　其實，正如我前面所說的，甜菜根對我們來說是很陌生的蔬菜。雖然不難取得，但是比蘋果或紅蘿蔔還要貴一點，而且也有人討厭甜菜根特有的土味或覺得甜菜根很難保存，所以在此另外介紹 ACC 果汁。

　　看到紅色的甜菜根，有些人可能會想問：「不能加紫色的番薯或馬鈴薯嗎？」儘管顏色相似，也不能因此就加入紫色的番薯或馬鈴薯，因為這兩種救荒作物是碳水化合物。飲用 ABC、ACC 和 BBC 果汁的主旨在於減少碳水化合物，多

攝取纖維素，藉此排出老廢物質。所以不方便使用甜菜根的話，建議大家改放高麗菜來攝取 ACC 果汁。

將甜菜根改成高麗菜的另一個優點是，高麗菜的甜味讓果汁更加滑順好入喉，而且腸胃不佳、長過腎結石的人喝起來也沒負擔。

為了方便計量，製作 ACC 果汁時也是用在超市或便利商店隨手可得的一般大小的紙杯來計量。通常二百毫升或一百八十公克的食材可以裝滿紙杯一杯。

蘋果和紅蘿蔔的處理方式和準備咖哩食材的時候一樣，洗乾淨之後連皮切塊。把所有材料切成一點五至二點五公分左右的立方體，方便計量。將高麗菜葉片疊起來，輕輕按壓切成絲狀。一杯高麗菜細絲的熱量只有十七卡路里，富含纖維質和七十五毫克的維他命 C。

跟喝 ABC 果汁的時候一樣，喝完 ACC 果汁後要多喝水。食用和 ACC 果汁一樣富含膳食纖維的食物之後，一定要攝取足夠的水分，才能避免纖維質堵住腸道。此外，為了攝取膳食纖維，還要將整個蔬菜榨成粗纖維用湯匙舀來吃。

前面我們了解過蘋果和紅蘿蔔的功效了，現在來了解 ACC 果汁的高麗菜吧。＊ **ABC 果汁製作方法，請見 p.215**

高麗菜

　　高麗菜是美國《時代雜誌》選出的三大長壽食物之一。自古希臘時代起就是受人歡迎的蔬菜，希臘人打戰的時候會隨身攜帶當作營養食品。荷蘭和英國船員會攝取高麗菜，預防壞血病。而俄羅斯人很久以前就會做高麗菜粥來吃，所以俄羅斯才會流傳著這句話：「用高麗菜熬成的粥，是和我們共處的養分。」十八世紀由歐洲人引進後開始普及於中國，明末時期傳入台灣，人們逐漸發現它的益處。

　　事實上，高麗菜富含纖維質，可以排毒保護胃臟，對胃特別好，所以有很多消化不良或感到胃灼熱的人常吃高麗菜。此外，高麗菜含有蘿蔔硫素 [41] 和麩胱甘肽 [42]，扮演著排毒的重要角色。

　　一顆高麗菜的量很多，相對便宜又容易取得。高麗菜熱量低，富含纖維素和維他命 C，其中含有的生物類黃酮 [43]、

---

41. **蘿蔔硫素** 含有硫磺的機能性成分，抗微生物，具有抗癌效果，可當作藥治病。
42. **麩胱甘肽** 廣泛分布於大自然界，對動物、酵素等幾乎所有生物內的氧化還原反應作用十分重要。
43. **生物類黃酮** 微血管強化劑，是被稱為維他命 P 的橙皮苷、後來發現的蘆丁等黃酮衍生物的總稱。

鉀、葉酸和維他命 B 群具有排毒作用，可以清潔肌膚，同時具有再生能量的效果，所以又被譽為「窮人的醫生」、「來自天堂的禮物」。

除了沙拉之外，高麗菜的料理方式變化多端，例如炒高麗菜或菜包肉等。最好挑選外觀圓滾、包住表面的菜葉為綠色、拿起來沉甸甸、稍為按壓時感覺飽滿又硬的高麗菜。最好避開菜葉枯爛或有傷痕的高麗菜，切成半的時候花梗跑出來或黃色部位太多的話也不好。

洗高麗菜的煩惱比其他蔬菜還多，例如表面要不要一片一分開仔細清洗、是不是整顆用水沖洗就可以、要洗多久等等。高麗菜容易遭受蟲害，農夫栽培高麗菜的時候會噴灑大量農藥，所以清洗的時候洗乾淨一點很重要。其實清洗方式很簡單，不用太擔心。

先摘掉表面兩、三葉的菜葉，不用覺得可惜，之後再用小蘇打粉水洗滌。然後泡在加食醋的水中一至二分鐘，再用流水洗乾淨，就可以洗掉高麗菜上殘留的農藥。

邁入現代社會之後，一人家庭變多，全家人聚在一起吃飯的機會也不多。買一大顆高麗菜榨果汁來喝的話，剩下的只能放到冰箱，所以有些人可能會覺得買一整顆高麗菜有點負擔。

放在室溫下的高麗菜容易變乾，產生褐變，但是摘掉表

面幾葉，只切一次要吃的份量後，用沾水的紗布或餐巾紙包住高麗菜心，再用保鮮膜包住避免空氣跑進去，最後放到塑膠袋或夾鍊袋冷藏，就可以長久地保持新鮮。做完果汁還有剩的話，可以根據用途進行處理並冷凍起來，也可以拿來當作湯料或炒來吃，或者是做成三明治、沙拉。

　　ACC 果汁並不是要把蔬菜榨成汁來飲用，而是要磨碎蔬菜來吃，所以不需要丟掉任何的部位。韓國機能性食品研究院的報告指出，整顆高麗菜的膳食纖維、鋅、鈣和維他命 E 含量最多達一般高麗菜汁的三十六倍之多。

　　天氣愈冷，高麗菜儲存的糖分愈多，所以冷風愈強，高麗菜愈甜。但是也有人討厭高麗菜特有的霉味和腥味，如果因為這樣而討厭吃高麗菜的話，切開高麗菜的時候，把高麗菜心的部分切掉再吃就可以了。

　　高麗菜富含維他命 U 和 K，可強化胃黏膜，促進再生，保護胃壁不受胃酸或其他東西的刺激。是目前市售腸胃藥的主要成分，有助於保護胃的健康。維他命 U 是一種麩醯胺酸，能幫助胃裡的細胞再生。

　　蘿蔔硫素會抑制引發胃炎的幽門螺桿菌 [44] 活性，不僅可以預防胃癌和胃炎，還可以發揮抗癌效果，遏止大腸癌、

---

44. **幽門螺桿菌** 引起胃炎、胃潰瘍和十二指腸潰瘍等疾病的細菌。

乳癌和攝護腺癌等癌細胞分裂。根據韓國食品營養學會誌的論文，向患有急性胃炎的老鼠注射高麗菜萃取物的時候，發炎因子明顯減少。此外，蘿蔔硫素也可以防止動脈產生血栓。

高麗菜、青花菜、羽衣甘藍、花椰菜和芥菜等蔬菜富含硫化葡萄糖苷 [45] 抗癌成分，可抑制與癌症相關的荷爾蒙生成，防止癌細胞擴散或變大。

硫化葡萄糖苷進入人體被腸道吸收後，腸道中的微生物會被分解，產生異硫氰酸酯、芥蘭素 [46] 和蘿蔔硫素等。異硫氰酸酯 [47] 和芥蘭素是可以抑制乳癌、結腸癌和攝護腺癌等癌症的著名抗癌成分，同時具有保護胃部和排毒的效果。這類型的吲哚扮演重要的角色，可清除跑入體內的壞毒素，抑制致癌物質生成，並增加白血球的活動。

高麗菜富含鉀。雖然前面也提過了鉀是重要的血壓調節成分，但是再三強調也不為過，所以在此又特別提了一次。

納會對血壓造成負面影響，而鉀可以擴大血管，讓血液

---

45. **硫化葡萄糖苷** 可能引起甲狀腺腫大的抗營養因子。
46. **芥蘭素** 刺激排毒的酵素，具有強力的抗氧化、抗癌作用，是預防效果比治療效果更好的物質。
47. **異硫氰酸酯** 含硫的生物反應調節劑，具抗癌、抗菌和殺蟲作用，可預防肺癌、食道癌和胃癌。

順暢流動，排鈉維持體內的鹽分平衡，進而調節血壓。

高麗菜內含鈣和維他命 K，可以強健骨頭。有助於改善骨質疏鬆症或關節炎，平常也能保持骨頭健康，所以適合孕婦或更年期的女性食用。

尤其是維他命 K 和花青素可以防止腦神經受損，活化大腦功能，提高專注力，預防阿茲海默症和失智症。

每一百公克的高麗菜熱量相當低，只有二十五卡路里，富含纖維質可帶來飽足感，所以不僅能改善便祕，還可以有效減少體脂肪和內臟脂肪。此外，做成果汁來喝的時候帶有甜味。

高麗菜的維他命 C 含量是番茄的兩倍以上，所以也有助於養顏美容。維他命 C 會為皮膚帶來活力，例如促進膠原蛋白生成、預防雀斑和痘痘和產生美白效果等。尤其是鉀可以調節體內鹽分，所以能有效預防痘痘生成。

高麗菜的維他命 B6 和硫磺成分可以去角質，調節皮脂，改善痘痘生長情況。硫磺具有殺菌效果，可以消滅有害菌或黴菌，也有去角質和調節皮脂的功能，所以更適合油性皮膚者攝取。類紅蘿蔔素可防止皮膚細胞老化，讓肌膚變得滑順。

高麗菜的 β-紅蘿蔔素會在體內轉換成維他命 A，是清除活性氧的代表性抗氧化劑，有益於眼睛保健。缺乏維他

命 A 的話，夜間視力會變差，嚴重時還可能會導致視網膜變乾。

不過，就算高麗菜對身體有益，吃太多的話仍會產生副作用。尤其是一下子吃太多煮熟的高麗菜的話，體內會囤積過多的纖維素，導致腹痛、腹瀉或腹脹。本來就常拉肚子的人，更容易出現副作用，所以要根據個人體質，避免一下子攝取過多的高麗菜。

尤其是甲狀腺疾病患者一定要把高麗菜煮熟再吃，高麗菜會妨礙人體吸收甲狀腺荷爾蒙合成所需的碘，所以患者吃到生高麗菜的話，甲狀腺可能會腫起來。平常甲狀腺腫大或有甲狀腺功能障礙的話，最好諮詢主治醫師之後再食用。

高麗菜富含的維他命 K 具有凝血作用，所以服用和腦梗塞、心臟疾病或高血壓疾病相關的抗凝血劑的人，最好也是和主治醫師或專家諮詢過後再食用。

很多經常參加公司聚餐，累積疲勞的上班族雖然覺得高麗菜汁難喝，為了健康著想還是會飲用。如果大家也能堅持不懈地飲用的話，一定可以親身體驗到我前面提及的各種功效。有些人聽到自己榨高麗菜汁來喝更好，因此嘗試做來喝喝看，最後卻因為高麗菜有腥味，從此不再碰高麗菜汁。但是，ACC 果汁含有蘋果和紅蘿蔔，所以就算是體驗過高麗菜腥味的人想必也會對 ACC 果汁的高麗菜改觀。

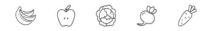

蘋果・高麗菜・紅蘿蔔
BBC 果汁

最後，我們要來了解 BBC 果汁的功效。為了吃蘋果或高麗菜會腹脹的人，或是第一次接觸健康果汁的新手，本書介紹的 BBC 果汁加入了香蕉、甜菜根和紅蘿蔔。

有些人吃水果之後，總會覺得自己肚子裡的氣體比別人還多，產生腹脹或腹痛的感覺。尤其是平常有腸躁症或腸道敏感的人，只要腹部有些許的氣體，就會劇烈疼痛。這是因為水果裡的果糖和山梨醇引起發炎和製造了氣體。

這種時候要更加緩慢地攝取食物或多注意水分攝取量，以利果糖全部消化完畢。尤其是少吃蘋果、芒果、高麗菜、青花菜、乳製品、洋蔥、大蒜和小麥等，含有寡醣、單醣類、雙醣類和 Folio 成分的食物，會很有幫助。

其實氣體是我們呼吸攝取食物後的消化過程中自然產生的物體，但是有些人無法順利排出氣體。為了那些吃蘋果肚子會充滿氣體或脹氣的人，我要介紹的是加入香蕉來取代蘋果的 BBC 果汁。

為了方便計量，製作 BBC 果汁時也是用在超市或便利商店隨手可得的一般大小的紙杯來計量。通常二百毫升或一百八十公克的食材可以裝滿紙杯一杯。

準備好半根香蕉，而蘋果和紅蘿蔔的處理方式和準備咖哩食材的時候一樣，洗乾淨之後連皮切塊，切成一點五至二點五公分左右的立方體。

跟喝其他果汁的時候一樣，飲用 BBC 果汁之後，重要的是攝取足夠的水分來預防纖維質堵住腸道。為了攝取膳食纖維，還要將整個蔬菜或水果榨成粗纖維用湯匙舀來吃。

和其他果汁的不同之處是，製作 BBC 果汁的時候可以加入牛奶取代水，或根據個人喜好加入些許的檸檬汁，增加清爽的口感。

甜菜根和紅蘿蔔的功效請參考前面的說明，現在我們要來進一步了解香蕉的功效。＊ **BBC 果汁製作方法，請見 p.217**

香蕉

香蕉比其他水果便宜，一年四季都可以吃到。

二〇一九年十二月，義大利藝術家卡特蘭在美國的邁阿密巴塞爾藝術展上，用膠帶把香蕉貼在牆上後出售，當時售價約四百五十萬台幣，而這件作品叫做《喜劇演員》。與其花四百五十萬台幣買一根香蕉，我們還不如透過 BBC 果汁來塑造用錢也買不到的無價健康和美麗身材。

香蕉果皮變黃，開始長黑斑的時候最適合食用。香蕉的成熟速度比其他水果快，所以來不及吃完就熟成的話，可以冷藏或冷凍起來延長保存期間。反之，不夠熟的話，可以利用燈光催熟。

通常一串香蕉有十根香蕉，獨居人士買回來之後，通常最後都會因為香蕉變黑而丟到垃圾桶。再加上夏天蒼蠅多，有些人會避免購買香蕉。而買綠一點的香蕉的話，一開始會吃到苦澀的香蕉，只有少數幾天能吃到香甜的香蕉，在那之後吃的都是軟掉的香蕉了。

雖然最近也有賣可以根據熟成日期來食用的單根香蕉，但是價格總是比一整串香蕉還貴。那要怎麼做才能長久保存，吃到美味的香蕉呢？

我們通常會把香蕉放在室溫保存，冷藏的話果皮變黑的

速度更快。為了抑制讓香蕉變軟的乙烯，用保鮮膜或鋁箔紙包住香蕉蒂頭，再把香蕉掛起來不要碰到地板的話，就可以保持新鮮。利用類似的原理，拿洗衣店送的衣架來掛香蕉的話，保存期限會比放在地板上還久。

香蕉富含維他命和礦物質，而且其中大量含有的纖維質可以促進腸道蠕動，有助於解決便祕，中和胃酸和減緩發炎。很多熱愛運動的人也會攝取香蕉。運動之前食用的香蕉是充沛的能量來源，而且規律地攝取香蕉的話，可以預防肌肉在運動的時候痙攣。

香蕉由 70％的果肉和 30％的水分組成，每一百公克的熱量只有九十卡路里，是數一數二的低卡路里食物。由於卡路里低又有飽足感，相當適合在節食的時候吃，搭配水或牛奶的話尤佳。容易變熟的香蕉含有水溶性膳食纖維和果膠，讓人產生飽足感的同時又能促進腸道蠕動。香蕉的果膠可在健康成人用餐後幫助調節血糖。

每一百公克的香蕉約含有三十三毫克的鎂。鎂是體內的鈣質搬運工，可幫助鈣形成強健的骨頭。常喝咖啡或愛喝酒的人經常隨著小便排出鎂，因此產生缺鎂的症狀，而且維他命和礦物質的營養密度也會下降。

很多人眼皮跳個不停的話，會說這是因為缺乏鎂。缺乏鎂的時候，不僅眼皮會跳個不停，心臟疾病、腦中風和糖尿

病的發病率也會提高。雖然還需要更多的研究來釐清這之間的直接關係，但是鎂確實在我們體內扮演著重要的角色。

香蕉富含鉀和鎂，所以被稱為「天然的神經穩定劑」。它能放鬆變敏感的神經和肌肉，讓心跳穩定地跳動。正如剛才所說的，香蕉可以放鬆肌肉，預防肌肉痙攣，所以晚上吃一根香蕉的話，有助於放鬆肌肉，安穩地睡上一覺。此外，香蕉的色胺酸可促進分泌穩定心神的荷爾蒙血清素。

血清素是來自神經細胞的神經傳遞物質，是和平靜、安慰等情緒有關的荷爾蒙。血清素可促進腦內啡的生成，有助於調節情緒和壓力，防止食慾變得旺盛，且有助於調節憂鬱症和壓力，提升注意力和記憶力。

血清素可有效調節荷爾蒙，所以也有緩和經前症候群症狀的效果。一般來說，荷爾蒙會在經期之前產生變化。因為升糖指數失衡，變得想吃巧克力、糖果餅乾等甜食的時候食用香蕉的話，便能維持升糖指數的平衡。

如果是因為荷爾蒙失調而害喜的孕婦，多吃香蕉可以保護經常性嘔吐所損傷的胃黏膜，補充不足的鉀和鐵質，從而預防貧血。此外，香蕉也有益於有貧血的人。

不僅是女性，香蕉對男性也大有好處，其富含的維他命具有提升男性生殖功能和性荷爾蒙生成的效果，有助於男性維持健康。香蕉不含脂肪或膽固醇，所以對心血管疾病有所

顧慮的人也可以吃。而且香蕉含有鈉和鉀，具有調節動脈的壞膽固醇數值和血壓，進而預防成人病的顯著效果。纖維質豐富的水果有助於降低罹患心血管疾病的風險。

香蕉富含維他命 A、C 和 E，具有保持肌膚彈性和光澤的效果。而且富含維他命 B6，有助於維持皮膚的油水平衡，又有 β - 紅蘿蔔素可以清除促進老化的活性氧，防止老化。鉀可以把鈉排到體外，所以具有消除水腫的效果。

此外，香蕉也有改善消化不良和胃灼熱的效果。如果是經常覺得自己「好像吃太多了，消化不良」或是「胃不舒服」的人，最好攝取容易消化的食物，而香蕉就是有幫於消化的水果。愈熟的香蕉，抑制胃酸的酵素和天然制酸劑含量愈多。當胃潰瘍造成胃灼熱或消化不良的時候，這些物質能幫助我們緩解不適。前一天喝太多酒的話，吃香蕉也有助於解酒和保護胃部。

很多人都說空腹吃香蕉不好。一般來說，如果是健康無異常的成人食用，不會造成太大的問題，但如果是低血壓或心臟疾病患者的話，建議飲用不含香蕉的 ABC 或 ACC 果汁。請注意，這些果汁的蔬果含量會根據疾病產生些微的差異。腎臟功能低下的人吃香蕉的話，電解質可能會因為香蕉的鉀而產生異樣，所以攝取之前最好先諮詢主治醫師。

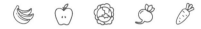

糖尿病 OK！
ABC 果汁

　　糖尿患者攝取食物的時候，最重要的是要避免血糖快速上升。一般來說，蘋果、甜菜根和紅蘿蔔是有益於控制血糖的食材，適合榨來飲用。尤其是某些研究結果顯示，甜菜根有助於調節胰島素阻抗的問題。

　　雖然未來還需要更多的研究來釐清因果關係，但是研究已證實有糖尿的人攝取甜菜根果汁的時候，可以降低胰島素阻抗，獲得潛在的幫助。

　　雖然甜菜根的升糖指數低，糖尿患者也可以吃，但是應該經過咀嚼作用進行分解，慢慢吸收的碳水化合物被榨成果汁來喝的話，在未經初步分解的狀態下就會直接吸收到人體內。那麼，血糖就容易快速上升。所以使用攪拌機或食物調

理機製作果汁的時候，最好不要花太久的時間把蔬果打成汁狀，而是榨成合適的粗纖維，做成需要舀來吃的 ABC、ACC 或 BBC「粥」。

咀嚼作用指的是咀嚼運動，此作用十分重要。我們咀嚼的時候口水（唾液）會和食物混在一起，促進胃部的消化吸收作用。此時口水裡的消化酵素會和食物混合產生作用。

因此，糖尿患者最好生吃甜菜根，細細咀嚼，避免吃蒸熟或水煮的甜菜根。但是生吃可能會引起胃不舒服和血壓降低導致的頭暈，所以建議蒸十五分鐘左右之後放涼再吃。

紅蘿蔔富含 β-紅蘿蔔素，雖然為了眼睛保健而攝取紅蘿蔔也很好，但是對有糖尿的人來說，減少碳水化合物的攝取十分重要，所以為了控制血糖，要減少果汁當中的紅蘿蔔比例。紅蘿蔔的碳水化合物數值，也就是升糖指數是 80 左右，在蔬菜之中偏高。**＊適合糖尿病患者的 ABC 果汁有三種，製作方法請見 p.221 ～ p.225**

食物升糖指數

· **低升糖指數（55 以下）**

番薯（44）、菜豆（28）、蘋果（38）、牛奶（25）、
雞蛋（30）、豆腐（42）、花生（20）、海帶／海苔
（12）、香蕉（55）、草莓（29）、番茄（30）、波菜
（15）、萵苣（23）、燕麥片（55）、黑麥麵包（55）

· **中等升糖指數（56 ～ 69）**

白粥（57）、黃桃罐頭（63）、芬達汽水（68）、南瓜
（65）、葡萄乾（57）、鳳梨（65）、甜菜根（64）

· **高升糖指數（70 以上）**

馬鈴薯（90）、紅蘿蔔（80）、烤盤披薩（80）、白
吐司（91）、草莓醬（82）、玉米（75）、巧克力
（90）、甜甜圈（86）、胡椒（73）、年糕（85）

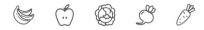

高血壓 OK！
ABC 果汁

　　包含高血壓患者在內，因心臟肥大或心臟衰竭等心血管疾病接受治療中的人，以及正在治療勃起功能障礙的人，必須和主治醫師諮詢是否能食用甜菜根和可以攝取的量。尤其是收縮壓高，舒張壓低的高齡者，或有低血壓症狀，血壓不穩定的人更需要留意攝取量。

　　硝酸鹽是會降低血壓的成分，由於甜菜根會和含有此成分的藥物產生交互作用，增加治療的判斷難度，所以低血壓患者食用甜菜根的時候也要注意。**＊適合高血壓患者的 ABC 果汁有兩種，製作方法請見 p.227 ～ p.229**

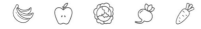

腸胃不適 OK！
ABC 果汁

　　為了有腸胃問題而且和主治醫師諮詢過的人，本篇將介紹另一種 ABC 果汁，和其他果汁的差別在於紅蘿蔔的處理方式，要先將紅蘿蔔蒸熟十五分鐘左右後放涼再使用。

　　比起生吃，紅蘿蔔煮熟後再吃的話，可以提高 β- 紅蘿蔔素的消化吸收率，又不會流失營養素，所以有腸胃問題的人最好把紅蘿蔔煮熟再吃。＊**適合腸胃不適的人的 ABC 果汁有兩種，製作方法請見 p.231 ～ p.233**

青花菜

　　青花菜具抗癌效果，是全球十大超級食物之一，含

有蛋白質、硒、Omega-3、脂肪酸和葉酸，產季為十至十二月，所以秋天到冬天這段期間的青花菜最好吃。

挑選的時候，最好選擇花球呈翠綠色，花梗硬，花苞中間茂密生長的青花菜。花球部分像開花一樣粗鬆的青花菜味道和營養都會下降，所以要選擇尚未開花的青花菜。梗部的膳食纖維比花球的部分多，營養價值也更高，所以最好全部都吃掉。

很多人會覺得青花菜的表面被油膜包覆住，花蕾密集的部分很難清洗。想洗乾淨的話，可以把青花菜切成四等分，用寬深的碗接水後倒入幾滴食醋，再把青花菜倒過來浸泡五分鐘左右，最後搖晃清洗就可以了。

比起生吃青花菜，大部分的人都是汆燙來吃，但是煮太久的話，青花菜的水溶性維他命會遭到破壞。為了防止這種情況發生，可以在汆燙後立刻用冷水清洗，或汆燙時間維持在五分鐘內，那就能攝取到完整的營養素。用剩的青花菜切好之後用保鮮膜包起來或放到保鮮盒內冷藏即可。

青花菜富含芥蘭素、蘿蔔硫素和膳食纖維等等，有助於預防乳癌、攝護腺癌、胃癌、結腸癌、腎臟癌和膀胱癌等等。

此外，它和高麗菜一樣富含維他命 U 和蘿蔔硫素，能保護胃壁遠離胃酸和刺激物質，以及緩和胃灼熱。也可以

讓胃的血液循環變得順暢，具有緩和胃潰瘍和胃炎等胃病的效果。

青花菜含有葉黃素、玉米黃素[48]，可以降低眼睛疲勞，具有預防白內障等眼部疾病的效果。

維他命 C 含量是檸檬兩倍以上的青花菜，在抗氧化和消除疲勞方面也有顯著的效果，有助於預防感冒和養顏美容。青花菜又含有鈣和 β - 紅蘿蔔素，可促進胰島素調節血糖，維持穩定的血壓。除此之外，調節血壓的礦物質鈣，有助於預防高血壓。

青花菜是熱量很低的減肥食物，每一百公克的熱量是二十八卡路里。富含纖維質，所以就算只吃一點點也會產生飽足感。此外，青花菜可以把腸道裡的有害物質排出體外，具有減重和改善便祕的效果。

....

48. **玉米黃素** 類紅蘿蔔素醇之一，是視網膜含有的兩種類紅蘿蔔素的其中一種。在顏色和綠葉茂盛的芥菜、蕪菁和羽衣甘藍一樣的植物中很常見。

APPLE

BEET

CARROT

PART 4

好處多多！促進健康的 ABC 果汁

植化素的力量

　　每天準備食材榨一杯 ABC、ACC 或 BBC 果汁來喝並不容易，但是試著攝取一、兩天看看的話，你會感覺到自己付出的金錢、時間與努力沒有白費。

　　首先，我們為身體補充了必需營養素，排出了老廢物質，所以大概在三天後開始，原本不舒服的胃也會獲得緩解且排便順暢。只喝 ABC、ACC 或 BBC 果汁的話，小腹並不會在一夕之間變小，但是同時進行簡單的運動的話，減肥效果會非常顯著。

　　有種東西叫做「彩色蔬果」。食物特有的顏色各自擁有不同的功效，又被稱為植化素（Phytochemical）。這個名稱是意為植物的 "Phyto" 和意為化學的 "Chemical" 的合成詞。

紅色蔬果：血管小幫手！

· 主要成分：番茄紅素、花青素
· 功效：抗癌效果、提升免疫力、強化血管、抗氧化作用
· 代表性食物：蘋果、番茄、石榴、草莓、西瓜、紅甜椒、辣椒、櫻桃、甜菜根、覆盆子

黃色蔬果：健康的黃金投資！

· 主要成分：類紅蘿蔔素
· 功效：抗癌與抗氧化作用、預防老化、提升免疫功能
· 代表性食物：香蕉、南瓜、番薯、杏桃、栗子、柳橙、橘子、鳳梨、紅蘿蔔、柿子、玉米

綠色蔬果：體內環保尖兵！

· 主要成分：葉綠素
· 功效：可保養肝臟，協助肝細胞再生、抑制 DNA 損傷，預防癌症
· 代表性食物：深綠色蔬菜、開心果、豆類、小黃瓜、芹菜

蔬果中的各種成分都是植化素，具有抗老化、抗癌和增進免疫力的效果。尤其是 ABC 果汁有紅色類的蘋果、甜菜根和黃色類的紅蘿蔔；ACC 果汁有紅色類的蘋果、黃色類的紅蘿蔔、綠色類的高麗菜；BBC 果汁有紅色類的甜菜根、黃色類的香蕉、綠色類的高麗菜，各有各的功效。那麼，我們現在來了解它們詳細的具體功效吧。

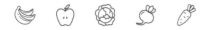

活化頭腦與
預防失智

　　很多人一邊問自己「是不是有失智症？」一邊杞人憂天地擔心自己的記憶力。這是因為我們認為「失智症＝絕症」，對失智症感到害怕與不安。然而，失智症和健忘症是兩回事。

　　健忘症是記憶力退化，但是判斷能力依舊正常，所以不會對日常生活造成妨礙。但是罹患失智症的話，不僅會記憶力衰退，還會產生多種精神障礙，例如語言能力下降、時空錯亂或人格變化等，以及智力持續衰退。失智症的症狀和種類相當多元，至今我們仍無法確定為何會失智，也沒有明確的治療方法，所以事前的預防十分重要。

　　失智症可以分成老人失智症和血管性失智症。所有可能

引發整體大腦功能損傷的疾病都可能是失智症的病因。有高血壓或糖尿的話，失智症發病率會上升。20～30％的失智症為大腦血液循環障礙導致的血管性失智症，占比相當高。

正如前面所說的，失智症的症狀和種類相當多元，至今我們仍無法確定原因，也沒有明確的治療方法，所以我們必須提早預防。玩需要大量用腦的遊戲或讀書都是很好的預防方法。

此外，建議食用富含維他命、碳水化合物、礦物質和蛋白質等，有助於大腦活動的健腦食物。要維持健康的飲食習慣，多多攝取代表性食物如青背魚、堅果類、蔬菜和富含維他命、礦物質的香蕉等等。

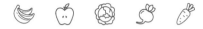

強化腸胃與肝功能

　　生活壓力大，我們每天都在爆肝。肝臟被稱為「第二顆心臟」，主要功能是排毒除去有害物質，進行能量代謝。

　　就單個器官而言，肝臟是所有內臟器官之中最大的，重量達成人體重的五十分之一。體積大，相對地功能也很多的肝臟負責能量代謝、消化吸收、營養代謝、血液循環和老廢物質的清除等等，功能超過五百項。白天要過濾血液，晚上要排毒。

　　攝取油膩的食物或喝酒、肥胖、壓力、睡眠不足等生活習慣對肝臟有害。遺憾的是，肝臟是沉默的器官，就算損傷70%以上也不會出現特別的症狀，所以因為肝炎、肝硬化或肝癌而出現症狀的時候，大多已經惡化得很嚴重。

因此，事前的護肝很重要。為了肝的健康，重點是要多攝取維他命 C、B3、B6、E，以及葉酸、鈣和必需胺基酸。

紅蘿蔔的維他命 A 可增加膽汁的生成，排出體內毒素，具有減少肝內脂肪的效果。而 β-紅蘿蔔素有助於恢復肝炎損傷的細胞。

肝臟會透過排毒作用，讓體內的殘渣隨著大小便、汗水一起排到體外。體內的有毒物質愈多，肝臟裡的營養素消耗得愈多，所以適時地排毒很重要。

無法燃燒的脂肪會以中性脂肪的形態囤積於肝細胞，如果無法順利處理從食物中攝取的脂類，肝會持續發炎，並產生脂肪肝。

根據二〇一六年的某份研究，持續飲用紅蘿蔔汁的話，可以預防非酒精性脂肪肝。脂肪肝和肝炎最後很可能會演變成肝癌，所以必須多加注意。

我們可以透過檢查血液來測量肝指數，肝指數較高的人最好定期追蹤測量。此外，每天進行有點喘的運動十分鐘左右，擁有正確的飲食習慣的話，可以改善乳癌、卵巢癌、子宮頸癌和脂肪肝。

很多人深受消化不良或食道逆流等腸胃障礙之苦。這種腸胃疾病不僅會造成生活不便，還會對身體的免疫系統造成影響，所以保持腸胃健康是很重要的。

ACC 和 BBC 果汁中的高麗菜是有益於腸胃保健的食物。高麗菜富含的維他命 U 會保護胃黏膜，實際上也是用於治療腸胃的成分。高麗菜的膳食纖維、維他命和礦物質可以強健腸胃，幫助消化。

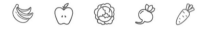

加強免疫力

　　所謂的免疫是指對抗感染或疾病，殺死或削弱病原細菌。可分成天生擁有的先天免疫，以及經由預防接種獲得的後天免疫。一般來說，免疫力低的人更容易被病毒或細菌感染。

　　免疫力並非只會對特定器官造成影響，它會干涉器官、細胞和物質，形成一套系統，所以需要全面的管理。免疫系統健全的話，可以對抗壓力，也能有效預防病毒性傳染病或過敏性疾病。維他命之中的維他命 C 和 E 特別有助於提升免疫力。

　　蘋果富含鉀、維他命 C、有機酸、果膠和黃酮類化合物。其中尤其多的有機酸和維他命 C 是代表性抗氧化物，可消滅活性氧，防止血管受損，消除體內累積的疲勞，增進免疫力。

不過，人體只會吸收特定量的維他命 C，所以不是一次攝取很多就會突然免疫力上升。堅持不懈地攝取比一次大量攝取更為重要。

果膠是蘋果含有的膳食纖維之一，可降低血中膽固醇和血糖數值，黃酮類化合物則會清除活性氧這類的氧化物。槲皮素具有良好的抗氧化作用，能有效抗菌和抗病毒，保護肺部不受各種汙染物質的侵略。此外，維他命 C 會增加免疫反應過程中分泌的抗體量，促進生成對抗病毒的蛋白質干擾素。

紅蘿蔔富含 β-紅蘿蔔素，有利於提升免疫力。β-紅蘿蔔素進入體內後會轉換成維他命 A，維持身體的免疫系統。尤其是只要吃半根紅蘿蔔，就可以充分攝取一天所需的維他命 A，不僅可以維持皮膚和黏膜的細胞，有助於白血球成長，還能幫助內臟生成免疫細胞。

香蕉的維他命 B 含量是其他水果的十倍以上，可有效強化免疫力。黑斑愈多的香蕉愈成熟。

維他命 B 可促進蛋白質合成和新陳代謝，強化白血球。維他命 E 則可以保護包含白血球的細胞膜。而且鐵質、鋅和銅等礦物質也能促進白血球生成和消炎，提升免疫力。

為了提升免疫力，最重要的是適當地運動、水分和睡眠充足，以及按照健康的菜單用餐。正確的飲食習慣可以提升免疫力。

改善便祕

便祕指的是排便不順，一週排便兩次以內或糞便太硬，並且感覺肚子鼓鼓的、腹痛或排便後仍然覺得還有糞便。

雖然普遍認為一天要排便一次，但是就算兩到三天排便一次，只要糞便不會太硬，可以順利排便的話，也不用覺得自己有便祕。

持續便祕的話，會出現食慾不振和消化不良的症狀，而這是讓便祕更嚴重的惡性循環的開始，所以要充分攝取蔬果中的膳食纖維和水分。便祕的話，腸內壞菌會增加，惡化腸內環境，有害健康，所以需要特別注意。

紅蘿蔔富含水溶性纖維素，可以讓糞便變軟，協助排便。加利福尼亞大學的研究資料指出，實驗參加者連續三

天攝取 ABC 果汁後，和減重關係密切的腸內好菌增殖了許多。

如先前所述，腸道裡的好菌和壞菌維持著適當的比例，中間菌在腸內環境良好的時候會變成好菌，不好的時候則會變成壞菌，所以要努力保持良好的腸內環境。

尤其是食用含有大量麩質的麵粉食物、大量攝取含有合成添加物的食物或即食食品，或是膳食纖維攝取量不足的話，會造成好菌減少，壞菌增加。因此，要多加攝取好菌的食物膳食纖維，好好保養與免疫力和荷爾蒙調節相關的腸內環境。

ABC、ACC 或 BBC 果汁富含膳食纖維，遇到水之後會增加糞便體積，有助於順利排便，並且能讓食物更溫和地通過腸道。

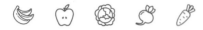

抑制與預防
癌細胞

　　癌症的確切發生原因目前還不明朗，但是通常都是因為遺傳、輻射、空氣汙染、抽菸、飲酒或不良飲食習慣等等造成的。

　　世界衛生組織表示三分一的癌症是可以預防的，三分一透過早期診斷和早期治療可以根治，剩下的三分一癌症患者接受妥當治療的話，也能痊癒。

　　接受癌症治療或早期發現之前，我們能做的就是在日常生活中預防癌症。美國癌症研究協會建議大眾從天然食品中攝取營養成分，且必須攝取適量的維他命 A、C 和 E。

　　右頁是防癌十大生活守則。

　　大部分診斷出有癌症的人只會吃有益於治療癌症的特

國民防癌守則

1. 不抽菸，避免吸到二手菸。
2. 充分攝取蔬果，菜單多元，保持飲食均衡。
3. 飲食清淡，不吃燒焦的食物。
4. 一天喝兩杯以下的酒。
5. 進行會流汗的步行運動或其他運動，每週進行五次以上，一天三十分鐘。
6. 維持與個人體格相符的健康體重。
7. 根據預防接種方針，施打 B 型肝炎疫苗。
8. 安全的性行為，以防得到性傳染病。
9. 在工作環境中遵守安全保健守則，避免暴露於致癌物質中。
10. 根據癌症早期篩檢方針接受篩檢。

定食物。雖然這樣能攝取到對特定癌症有益的成分，但是避開不好的食物，過度攝取特定食物的話，營養均衡會遭到破壞，反而更傷身。因此，對癌症患者來說最好的是，均衡攝取各種天然食物。防癌的時候，保持健康的飲食習慣是最重要的。

ABC 和 ACC 果汁都有的蘋果能預防大腸癌和乳癌。蘋

果裡的果膠會增加預防大腸癌的脂肪酸。

　　尤其是紅蘋果富含的多酚停留在大腸的時候，有助於腸內抗癌物質生成。蘋果含有的酚類化合物和生物類黃酮具抗氧化效果，可抑制癌症的生長。

　　紅蘿蔔有助於預防喉癌、食道癌、攝護腺癌、乳癌和子宮癌，因為 β - 紅蘿蔔素、鐮葉芹醇[49]會抑制癌細胞生長。

　　ACC 果汁的高麗菜富含預防乳癌、卵巢癌、子宮頸癌、肺癌、大腸癌和攝護腺癌等各種癌症的成分。某研究結果顯示，一週吃一次高麗菜的人的大腸癌發病率比不攝取的人降低了 66％之多。此外，ABC 果汁和 BBC 果汁的香蕉果皮上的黑斑愈多，抗癌效果可增加八至十倍以上。

---

49. **鐮葉芹醇** 紅蘿蔔含有的天然殺蟲成分和抗癌物質。

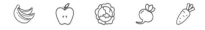

預防與管理
糖尿病

　　由於糖尿病太普遍了，很多人都會輕忽糖尿病的危險，但是它還是有發生併發症的風險，絕對不能不當一回事。88.7％的糖尿病患者同時患有另一種疾病，其中50.3％是高血壓、50％是肥胖、47.1％是血脂異常。

　　只要是血管所經之處就有可能發生糖尿病併發症。糖尿病網膜症可能導致失明，發生糖尿病腎病變的話可能會需要洗腎，腳發生潰瘍的話可能會罹患糖尿病足而導致腳部潰爛。糖尿就像這樣影響著全身，讓人無法安心。

　　產生糖尿病的話，血液裡的葡萄糖會超過人體所需要的量，但是無法傳遞到器官內的細胞，令人感到疲勞，體重下降。可以說是「貧窮於富裕之中」。

糖尿的典型症狀是經常小便的「多尿」、大量喝水的「多飲」和大量進食的「多食」。

你可能會覺得糖尿患者不能吃水果，但是蘋果的果膠、香蕉的科羅索酸具調節血糖的功能。紅蘿蔔的類紅蘿蔔素、甜菜根的甜菜鹼有預防糖尿的效果。而富含膳食纖維的果汁有助於減緩糖的吸收，抑制血糖急速上升，所以也有益於糖尿患者。市面上販售的水果果汁含有糖分，反而才對糖尿患者不好。

糖尿是必須終身控管的慢性疾病，所以為了預防和管理糖尿病，要從擁有健康的生活習慣開始做起。

肌肉量會隨著年紀增長而減少。「肌肉減少」的意思是肌肉中儲存葡萄糖的空間消失了。因為沒有可以儲存的空間，我們攝取的碳水化合物或糖生成的葡萄糖會提高血液裡的血糖數值。

來自碳水化合物的葡萄糖無法轉換成能量的話，會在體內變成脂肪，所以重要的是同時進行食療和運動療法，來糾正生活習慣。

胰島素阻抗下降後血糖調節能力會漸漸衰退的低糖尿者、現在沒有糖尿病的人，以及不把糖尿病當一回事並疏於管控的人，總有一天會體會到併發症的可怕。

父母皆有糖尿的話，子女有糖尿的機率是 30％，而父

母之中只有一人有糖尿的話，子女有糖尿的機率是 15％。即使沒有肥胖症，仍有可能因為遺傳或生活習慣等得到糖尿，所以事先的健康管理十分重要。

健康管理做起來並不難，只要糾正飲食習慣的同時進行運動療法，就可以再健康地活五十年以上。

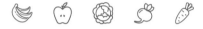

預防心血管
疾病

　　所謂的心血管疾病指的是高血壓、心絞痛、腦中風和各種心臟疾病等。這些疾病主要發生在心臟和動脈，所以在全球死因之中占比相當高。尤其是前面提過的糖尿病患者同時罹患心血管疾病的話，因為心血管疾病而死亡的機率比沒有糖尿的人高出二至四倍。

　　根據某間保險公司的統計資料，成人最害怕的疾病是癌症，接下來就是高血壓。血壓是衡量健康狀態的重要標準，所以為了享有健康的老年生活，控制好血壓是非常重要的。

　　高血壓是糖尿病的慢性併發症之一。長期患有糖尿病、大血管和小血管病變，變太窄或堵住的時候，就會造成高血壓。在平靜狀態下測量到的收縮壓為 140mmHg 以上、舒張

壓為 90mmHg 以上的話，就是患有高血壓。

心血管疾病是在動脈發生，全球死因最高的疾病，發病率約為 30％，發生在三十至四十幾歲年輕族群身上的情況也不少見。尤其是大部分的年輕人都沒有察覺到自己得了高血壓，因而發生問題。

再加上人們認為無論年紀多寡，有高血壓的話就得終身服藥，因此覺得治療高血壓很有壓力。雖然遺傳基因或年紀大會導致高血壓，但是肥胖、高壓或抽菸等也有可能是高血壓的病因，所以我們也可以從改善生活習慣著手，嘗試調節血壓。

想預防高血壓的話，重要的是每天運動三十分鐘以上，盡量保持清淡的飲食，並大量攝取蔬菜，藉此維持適當的體重。

心肌梗塞通常是因為動脈血管硬化，血液循環出現問題後陷入休克狀態。動脈血管硬化主要發生於替心臟、大腦和下肢供給血液的血管。

研究顯示攝取甜菜根的實驗組血管彈性增加，血壓降低，並得到了甜菜根對高血壓患者有效的結論。腦中風死亡率會在冬季期間上升，但是夏季期間的人體也會因為水分減少，血液黏度上升，導致變黏稠的血液妨礙血液流動，損傷血管，導致腦中風。為了預防心血管疾病，最好攝取蔬菜、堅果類、大豆和甜菜根。

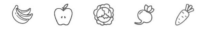

減少有害的
膽固醇

血液中的膽固醇含量叫做膽固醇數值。定期測量膽固醇數值的人應該很清楚,膽固醇總量未達 200 mg／dL、中性脂肪未達 150 mg／dL、LDL 膽固醇未達 130 mg／dL、HDL 膽固醇大於 40 mg／dL,皆屬正常範圍。

膽固醇是人體必需的脂類,不僅能協助荷爾蒙分泌,還有助於肝生成膽汁,維持細胞。不過,膽固醇失衡的話,可能會導致動脈血管硬化,所以膽固醇的控制十分重要。

LDL 膽固醇是低密度膽固醇,又被稱為「壞膽固醇」。LDL 膽固醇數值愈高,罹患心臟病等心臟疾病的風險就愈高。近期研究顯示,膽固醇數值高的人恢復正常數值的話,心臟病的發病率和死亡率會降低 30 ％～ 40 ％,且五年內腦

中風的風險也會降低 30％左右。

　　反之，HDL 膽固醇是高密度膽固醇，又被稱為「好膽固醇」。好膽固醇會消滅血液裡的壞膽固醇，所以數值愈高，罹患冠狀動脈疾病的風險愈低。

　　動脈粥樣硬化是指動脈內膜受損，長出叫做粥狀瘤的組織，或血管變得狹窄使血液無法順暢流動。若血液裡的血栓堵住發生動脈粥樣硬化的腦動脈，此現象叫做腦梗塞，而血栓堵住冠狀動脈的話叫做心肌梗塞。

　　為了預防這種情況，需要調節血糖和血壓等等。但是血脂異常不會出現特殊的症狀，所以需要定期檢查。

　　有利於降低膽固醇的食物包含大米和雜穀等穀類、魚肉、蛋白、芝麻油或紫蘇油等植物性油脂類、大蒜、洋蔥，以及甜菜根、紅蘿蔔、高麗菜和香蕉等新鮮蔬果。

　　反之，炒飯、泡麵、奶油、豬油、美乃滋和油炸物等會增加膽固醇，攝取時最好多加注意。為了降低 LDL 膽固醇數值，重要的是要保持適當的體重，同時進行運動和食療。

甜菜根
利尿消水腫

　　腎臟拳頭般大，外觀形似菜豆，是兩邊合起來只有三百公克左右的小型器官，但是它一分鐘可以過濾九十至一百二十毫升的血液，透過小便排出體內的老廢物質，調節水分和鹽分的平衡。在發生異常前，它通常不會出現明顯的症狀。有時候會出現以下的輕微症狀：感覺到疲勞、有氣無力、注意力下降、食慾不振、晚上容易抽筋、手腳水腫、皮膚乾燥或經常小便等等。但是，明顯的症狀要等到需要洗腎、末期腎臟病才會出現。

　　甜菜根富含生物鹼[50]，有助於利尿，緩和水腫，排出老廢物質。腎臟病患者最好避開富含鉀的水果，蘋果、柳橙等含鉀量相對少的水果。

---

50. 生物鹼　植物體內含氮的鹽基性有機化合物。

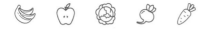

肌膚活力與
預防掉髮

肌膚

隨著年紀增長,膠原蛋白的生成量會自然而然地減少。為了攝取膠原蛋白,很多人會買含有膠原蛋白的保養品,擦滿整張臉再睡覺。但是,真的在臉上擦膠原蛋白保養品,皮膚就會充滿膠原蛋白,像廣告那樣補充肌膚深層的膠原蛋白,擁有明亮的肌膚嗎?

膠原蛋白是蛋白質的一種,分布於體內的皮膚、肌腱和血管等。每個細胞的大小都不一樣,蛋白質體型大,無法充分地吸收到體內。一般來說,細胞會透過細胞膜吸收物質,為了從皮膚表面將膠原蛋白吸收到體內,膠原蛋白本身的大

小必須非常小才行。

豬腳、雞腳和豬皮富含膠原蛋白，有些人會為了養顏美容而攝取，但是像豬皮這種肉類膠原蛋白的含量極少，吸收率也只有 2％而已。此外，從食物中攝取膠原蛋白的話，膠原蛋白會被分解成胺基酸，在全身遊走。雖然其中一部分可能會重新合成為膠原蛋白，但是就算不吃豬腳或雞腳，我們也可以從其他食物攝取到膠原蛋白。

而且膠原蛋白反而比其他蛋白質更難消化，吃進體內的膠原蛋白有 90％以上都會原封不動地排到體外，所以不用特地為了攝取膠原蛋白而吃豬腳和雞腳，還是單純地享受這些食物的彈牙口感和美味就好。

蘋果、紅蘿蔔和高麗菜富含有助於吸收膠原蛋白的維他命 C，可促進膠原蛋白生成，能更有效地增加肌膚彈性。維他命 A、B、C、E 和 K 除了對皮膚好，對年紀增長而產生的斑點、斑痕或痘痘也有正面的影響。

紅蘿蔔的 β-紅蘿蔔素是強力的抗氧化劑之一，可以防止皮膚老化或變得乾燥，而果膠則能保護容易因為紫外線受傷的皮膚。

掉髮

雖說不是上了年紀就一定會掉髮，但是最近不分年齡性別，擔心掉髮的人不斷增加。

掉髮的原因百百種，像是壓力造成的圓形禿，或是因為頭皮問題、懷孕與生產、老化等造成的掉髮情況都有。年輕人會因為覺得掉髮很丟臉，想隱瞞掉髮的問題，但是遇到這種情況的話，最好意識到掉髮也是一種疾病，努力找出原因來解決問題。

除了用對正確的頭皮保養方法，也要攝取雞蛋、堅果類、海藻和蔬菜。尤其是富含維他命 A 的蔬果可以讓毛髮和頭皮保持潤澤，防止乾燥。鐵質也有益於改善掉髮。

胰島素過多會造成荷爾蒙失調，引發掉髮，所以必須阻止血糖急速上升。ABC、ACC 和 BBC 果汁這些富含纖維質的食物，就能防止血糖急速上升。

有大量飽和脂肪的食物和酒會引起發炎，促進皮脂分泌，使掉髮情況更嚴重，所以攝取時要多加注意。

APPLE

BEET

CARROT

PART 5

ABC 果汁
常見 Q&A

可以天天喝嗎？

當然可以！每天早上空腹喝 ABC 果汁經過一小時後，再吃早餐就可以了。在空腹狀態下飲用 ABC、ACC 或 BBC 果汁的話，可以把維他命、礦物質等營養素的吸收率提升到最高，快速提供人體所需的營養素，能讓我們神清氣爽地展開一天。

除此之外，果汁含有膳食纖維，會促進腸胃蠕動，讓我們順利排便。如果是平常有便祕的人，光是喝果汁就能讓你獲得滿意的效果。

不過，有一點需要注意。蘋果或紅蘿蔔還沒什麼關係，但是一定要遵守甜菜根的用量規定。甜菜根的不溶性草酸會在體內和鉀產生反應，形成結晶，所以吃太多的話可能會產生腎結石。也有可能引發腹痛或腹瀉，所以要控制好甜菜根的量。蘋果本身熱量高，所以也要小心不要過度攝取。根據個人的健康狀態調整用量就可以了。

問題 02

加了蘋果和紅蘿蔔是否會變胖？

　　蘋果和紅蘿蔔吃起來有甜味，所以應該有很多人擔心吃了會變胖。再加上水果的消化吸收速度快，也有些人擔心做成果汁或果昔的話，血糖會變高。

　　就像這樣有些人覺得「水果很甜就像在吃糖，一定要避開才行」，但是水果的糖分來自果肉，在人體內的吸收過程緩慢，血糖不會快速上升。再加上水果富含膳食纖維、維他命和礦物質等營養素，所以適量攝取的話反而對身體有益。

　　很多家庭會在飯後吃水果，但是吃飽後所攝取的水果可能就會像大家所擔心的那樣增加體重。

可以空腹飲用嗎？

一般來說，空腹飲用可以防止胃酸造成的破壞，提升各種維他命和營養素的礦物質吸收能力。那麼，最適合飲用 ABC、ACC 或 BBC 果汁的時間點是什麼時候？答案是早上。

對於工作繁忙的上班族或需要專注於課業的考試生來說，為了讓主要使用碳水化合物來運作的頭腦正常運轉，在早上攝取適量的碳水化合物是非常重要的。所以飲用 ABC、ACC 或 BBC 果汁之後，一定要吃早餐。不建議喝果汁取代正餐，當作輔助食品適量地喝比較好。

如果是希望短時間看到效果的人，或是減少及控制每日攝取熱量來調整體重和體型的人，在早上空腹的時候飲用是最好的。如果是保持特定食量的人，在吃午餐之前飲用有助於維持健康，也可以攝取果汁代替午餐，平常日不太方便喝果汁的話，可以選擇星期六或星期日的其中一餐來喝果汁。

粗纖維全部都要吃掉嗎？

　　製作果汁的時候不能使用榨汁機，必須使用調理機或食物調理機，連食材的膳食纖維一起吃下去。這樣榨出來的果汁，其實更像濃稠的粥，在早晨空腹的狀態下飲用或用湯匙舀來吃就可以了。

　　ABC 果汁大受歡迎後，市面上也有把這些食材做成粉末的產品，但是這樣的話，就攝取不到蘋果、紅蘿蔔和甜菜根的膳食纖維了，所以不太能發揮食物真正的功效。

喝果汁會拉肚子怎麼辦？

如果喝 ABC、ACC 或 BBC 果汁會拉肚子的話，剛開始最好喝一百五十至二百毫升，給身體和腸道一些適應的時間。如果對纖維素很敏感，吃其他蔬菜會排出軟便或拉肚子的話，也可以先將紅蘿蔔和甜菜根蒸十五分鐘左右後再榨來喝。

腹脹、屁味也變臭了怎麼辦？

你是平常體內氣體多，會感到腹痛的人嗎？如果是的話，首先檢視自己平常的飲食習慣。平常主要攝取大米、麵包或年糕等碳水化合物和含糖食物，又喝 ABC、ACC 或 BBC 果汁的話，就有可能會產生腹脹，覺得肚子充滿氣體。

尤其是平常不太吃膳食纖維的人突然吃富含膳食纖維的食物的話，腸內環境會發生變化，產生更多的氣體。如果感覺肚子充滿氣體，屁味變臭的話，這不是喝果汁的副作用。建議初期的時候不要大量攝取膳食纖維，而是規律地一點一點攝取，慢慢增加攝取量，好讓消化器官變健康。

每天攝取甜菜根不會有副作用嗎？

雖然天天吃甜菜根也不會有副作用，但是有一點必須注意。蘋果或紅蘿蔔還沒什麼關係，但是一定要遵守甜菜根的用量規定。甜菜根的不溶性草酸會在體內和鉀產生反應，形成結晶，所以吃太多的話可能會產生腎結石。也有可能引發腹痛或腹瀉，所以要控制好甜菜根的量。

不過，攝取甜菜根的話，可能會排出粉紅色或紫紅色的「甜菜尿」。這不是攝取甜菜根的副作用，而是受到甜菜根的天然顏色的影響。尤其是處於缺鐵或鐵質過多的狀態，就有可能會排出紅尿。

這種現象不會對健康造成什麼太大的問題，但是每個人的反應多少有些差異，所以攝取之前需要和主治醫師諮詢。糞便顏色有時候會是紅色的，這也不會造成問題。

不過，血壓低的人攝取甜菜根的話，血壓可能會過低。常長腎結石的人攝取甜菜根的話，有可能會更容易長腎結石，所以要多加注意。

想排毒但不想減肥可以喝嗎？

在排毒過程中體重下降，是因為我們把不需要的贅肉減掉了。大部分的人進行排毒後可以消除橘皮組織，變成整體來說體脂肪正常的體型，就算是瘦胖子也一樣。

事實上，在我們韓國的瘦胖子之中，不少人被診斷出有代謝疾病，尤其是第二型糖尿。重要的不是體重減輕或體型看起來很瘦，而是維持和個人健康年齡相符的肌肉量，保持正常的內臟脂肪、體脂肪數值或降低數值，這些對保持健康來說才是最重要的。

小學生也可以喝嗎？

這些果汁對小孩無害，反而還富含成長階段的小孩需要的營養。如果想讓小孩安全地食用甜菜根，最好的方法是稍微蒸熟再做成果汁。製作 ABC、ACC 或 BBC 果汁之前用蒸鍋把甜菜根蒸熟，再連同蘋果和紅蘿蔔一起放入調理機粉碎的話，可以提升維他命 A 和 β- 紅蘿蔔素的生體可用率。

給小孩吃甜菜根在美國是很常見的事，快的話產後六個月，但一般來說推薦餵食十個月大以上的孩子，當作嬰幼兒食品。不過，考慮到和硝酸鹽有關的資訊，餵食之前和主治醫師或小兒科醫師商議更為安全。

懷孕可以喝嗎？

孕婦對硝酸鹽更敏感，某些報告曾指出甜菜根含有的硝酸鹽可能會造成問題。尤其是在懷孕後期攝取的硝酸鹽可能會增加變性血紅素 [50]。

過量攝取硝酸鹽而發生變性血紅素血症的話，可能會全身無力和頭暈，且嘴巴和眼睛周圍的皮膚呈藍灰色。

雖然這種情況非常罕見，但是如果擔心甜菜根裡的微量硝酸鹽會造成影響的話，可以改喝以高麗菜取代甜菜根的 ACC 果汁，可預防懷孕時便秘和提供養分。

---

50. **變性血紅素** 鐵氧化而無法結合氧氣的血紅素。

晚上吃蘋果不會不好嗎？

晚上吃蘋果的話，可能會對胃造成負擔，所以才會有人說晚上吃蘋果對身體不好。除非是患有胃炎、胃潰瘍等腸胃疾病的人，否則大可放心地在晚上吃蘋果。

不能吃蘋果的話可以怎麼喝？

有些人吃水果的話，會覺得肚子裡充滿氣體，而且感覺到脹脹的腹痛。尤其是平常有腸躁症的人或腸道敏感的人，只要腹部有些許的氣體，就會劇烈疼痛。

這是因為水果中的果糖和山梨醇引起發炎和製造了氣體。這種時候要更加緩慢地攝取或多注意水分攝取量，以利果糖全部消化完畢。

其實氣體是我們呼吸攝取食物後的消化過程中自然產生的物體。對於無法順利排出氣體的人，推薦各位飲用加入香蕉來取代蘋果的 BBC 果汁。

甜菜根有泥土味，不敢吃怎麼辦？

　　甜菜根有一種特殊的土味，所以我推薦討厭這種味道的人飲用 ACC 果汁。ACC 果汁加入了高麗菜來取代甜菜根。

　　看到紅色的甜菜根，有些人可能會想說加入紫色的番薯或馬鈴薯就好了。但是，這兩種救荒作物是碳水化合物，不符合我們飲用 ACC 果汁的目標。因為 ABC、ACC 或 BBC 果汁的主旨在於減少碳水化合物，多攝取纖維素，藉此排出老廢物質。

　　將甜菜根改成高麗菜的另一個優點是，高麗菜的甜味讓果汁更加滑順好入喉，而且腸胃不佳、有過腎結石的人喝起來也沒負擔。

空腹吃香蕉是否不好？

有些人說空腹吃香蕉不好。一般來說，如果是健康正常的成人空腹吃香蕉不會有什麼大礙，但是我建議低血壓或心臟疾病患者飲用不含香蕉的 ABC 或 ACC 果汁。

因為腎臟功能低下的人吃香蕉的話，電解質可能會因為香蕉的鉀而產生異樣，所以攝取之前最好先諮詢主治醫師。

APPLE
BEET
CARROT

PART 6

ABC 果汁
食譜

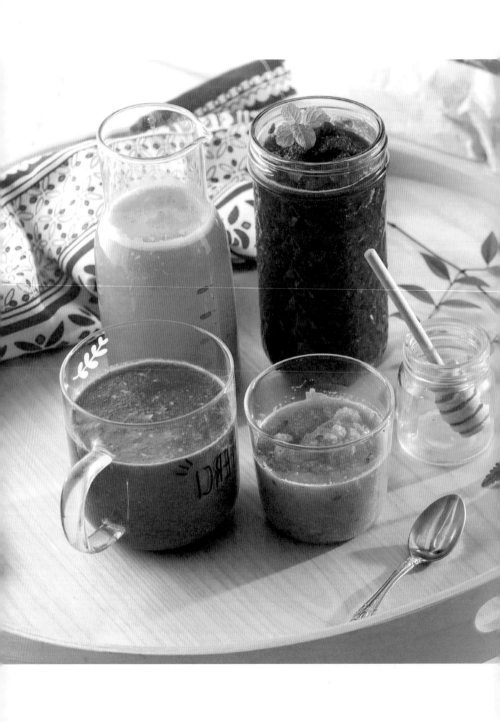

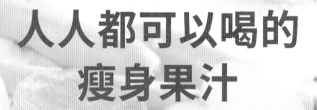

人人都可以喝的
瘦身果汁

　　本書使用一般大小的紙杯來計
量，通常 200 毫升或 180 公克的食材
可以裝滿紙杯 1 杯。將所有材料洗淨
後切成 1.5 ～ 2.5 公分左右的立方體，
按本書的果汁食譜，可製作出約 2 杯
的果汁。詳細說明可參考 p.123 ～
p.156。

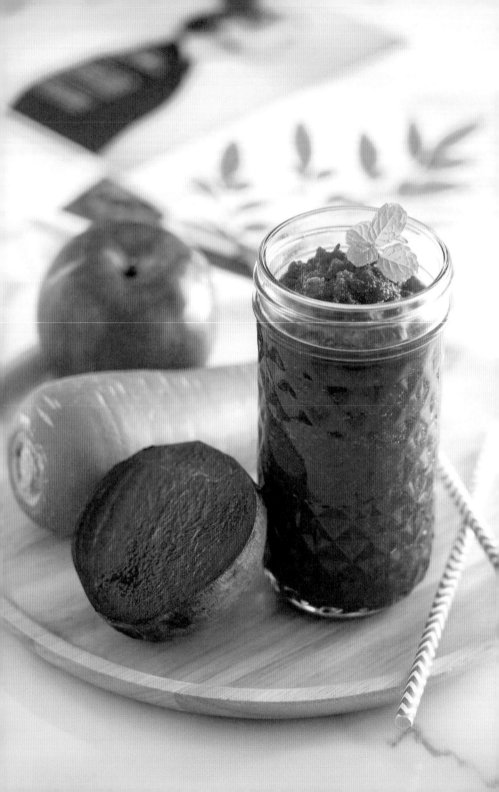

ABC 果汁

蘋果、甜菜根與紅蘿蔔為材料製作成的果汁，是 ABC 果汁的經典款，富含膳食纖維、維他命 A、β-紅蘿蔔素、鐵質、Omega-3 等營養素。除了有瘦腰減重外，還能提升免疫力、降低身體壞膽固醇、保護眼睛以及改善貧血。詳見 p.123 ～ p.142。

準備材料（單位為紙杯）

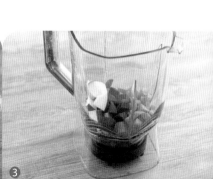

- 蘋果 1 杯（或 1½ 杯）
- 甜菜根 ⅓ 杯
- 紅蘿蔔 1 杯
- 水 ½ 杯

步驟

1. 將蘋果、甜菜根和紅蘿蔔用清水清洗乾淨。
2. 把蘋果、甜菜根和紅蘿蔔連皮切塊。
3. 將所有材料放入調理機中，打至泥狀。

Tips　所有材料都是未經烹飪的生食。

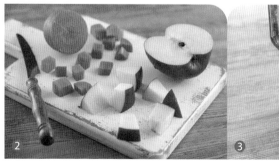

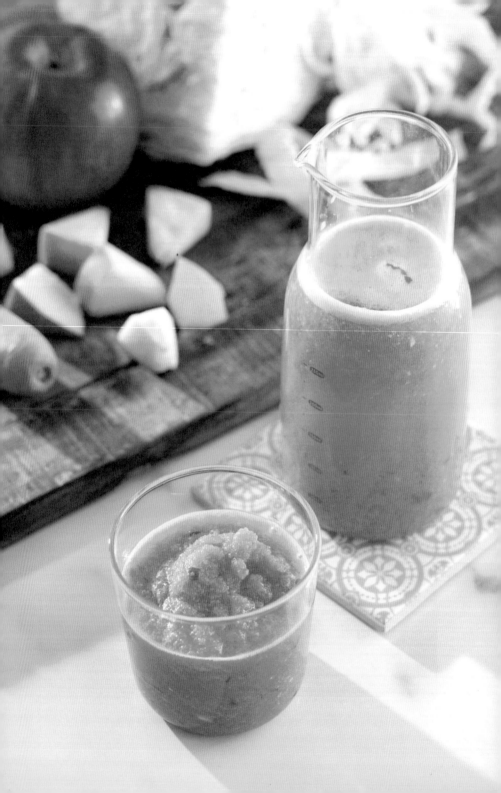

基本款

ACC 果汁

如果不喜歡甜菜根的味道，或腸胃不佳的人，可以喝這款將甜菜根換成高麗菜的果汁。喝起來口感更柔順，也對腸胃更溫和，同樣也可達瘦身效果。詳細介紹請見 p.143 ～ p.150。

準備材料（單位為紙杯）

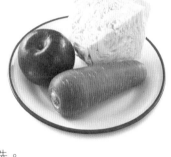

- 蘋果 ½ 杯
- 紅蘿蔔 1 杯
- 高麗菜 1 杯（或 2 杯）
- 水 ½ 杯

步驟

1. 將蘋果、紅蘿蔔和高麗菜用清水清洗。
2. 把蘋果、紅蘿蔔連皮切塊。
3. 將高麗菜切絲。
4. 把所有材料放入調理機中，打至泥狀。

Tips 所有材料都是未經烹飪的生食。

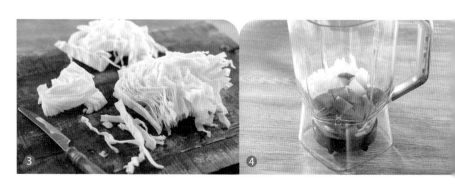

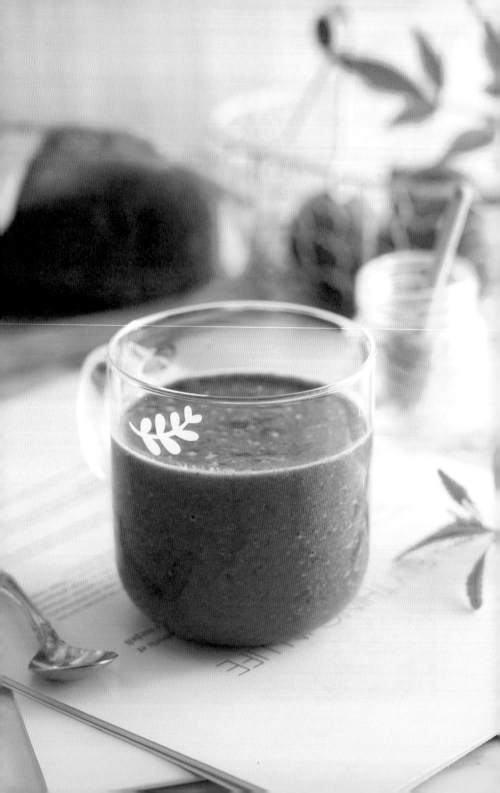

BBC 果汁

如果吃蘋果和高麗菜會脹氣的人,可以喝這款,由香蕉、甜菜根和紅蘿蔔製成的果汁。不僅也能輕鬆減重,還有強健骨頭、預防肌肉痙攣與安定心神的作用。詳細介紹可見 p.151 ～ p.156。

準備材料(單位為紙杯)

- 香蕉半根
- 甜菜根 ¼ 杯
- 紅蘿蔔 ½ 杯
- 水 ½ 杯或低脂牛奶 ½ 杯

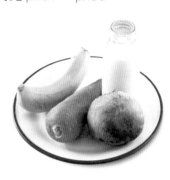

步驟

1. 將甜菜根、紅蘿蔔用清水洗淨。
2. 把將甜菜根、紅蘿蔔連皮切塊;將香蕉去皮切塊。
3. 根據個人喜好,放入 ½ 杯的水或低脂牛奶。
4. 將所有材料放入調理機,打至泥狀。完成後可以根據個人喜好加檸檬汁。

Tips 所有材料都是未經烹飪的生食。

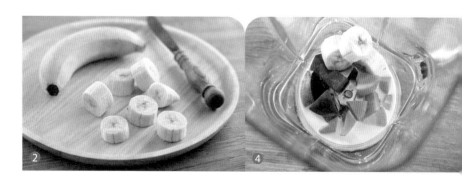

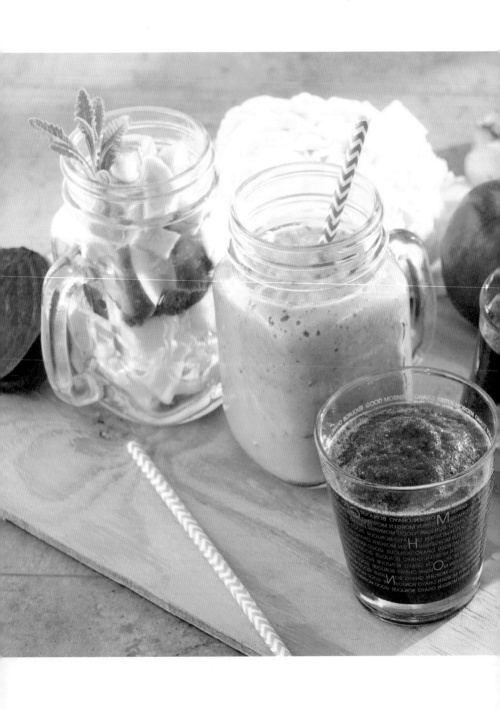

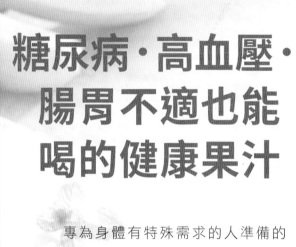

糖尿病‧高血壓‧腸胃不適也能喝的健康果汁

專為身體有特殊需求的人準備的 ABC 果汁，除了可以減重瘦身之外，還能降低胰島素阻抗、提高營養的吸收率等效果。詳細説明請看 p.157～p.163。

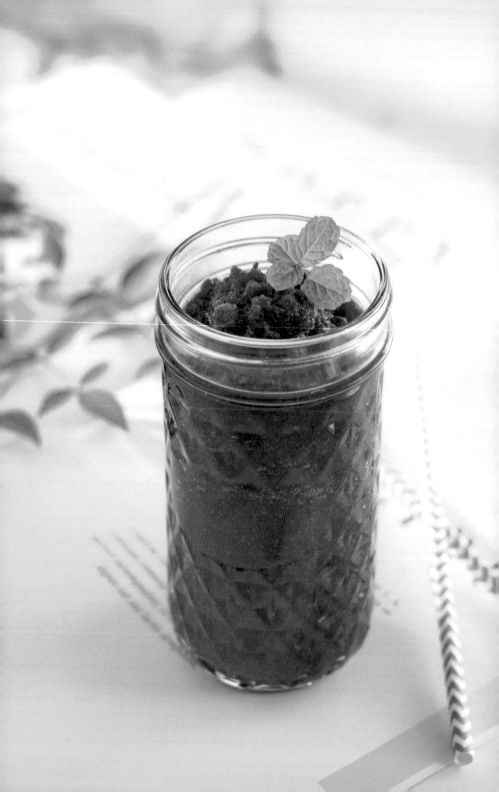

ABC 果汁①

蘋果、甜菜根和紅蘿蔔是有益於控制血糖的食材，尤其是某些研究結果顯示，甜菜根有助於調節胰島素阻抗的問題，適合血糖過高的人喝。雖然糖尿病患者最好生吃甜菜根，但果生吃會身體不適，則需視情況蒸熟。詳見 p.157 ～ p.159。

準備材料（單位為紙杯）

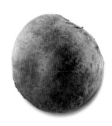

- 蘋果 1 杯（或 1½ 杯）
- 甜菜根 ½ 杯
- 紅蘿蔔 ½ 杯
- 水 ½ 杯

步驟

1. 挑掉蘋果籽，連皮切塊。
2. 將去皮的甜菜根切塊。
3. 紅蘿蔔連皮切塊。
4. 將三種材料與水放入調理機，打至泥狀後即可飲用。

Tips　可根據攝取後的個人反應與喜好，先將甜菜根切塊蒸熟十五分鐘左右後放涼再使用。榨成有粗纖維可以咀嚼的粥狀昭來吃。

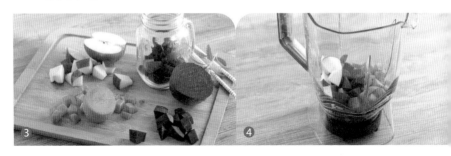

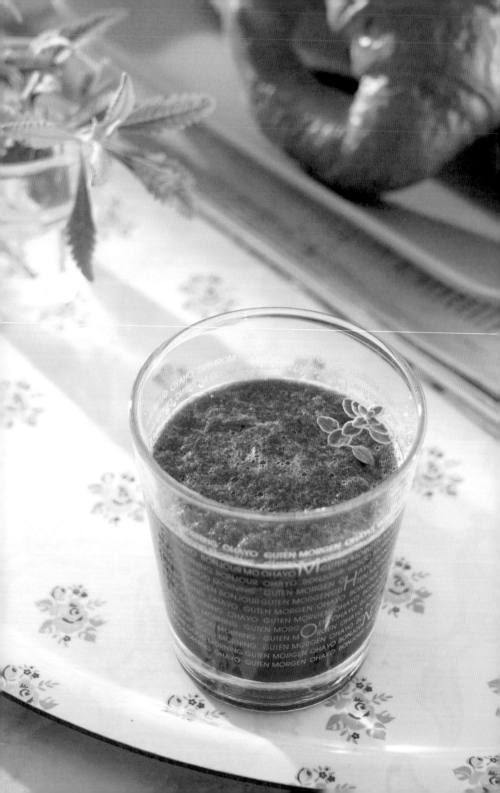

糖尿病 OK!

ABC 果汁②

對有糖尿病問題的人來說，減少碳水化合物的攝取十分重要，所以為了控制血糖，可適度減少或取代果汁當中的紅蘿蔔。詳見 p.157 ～ p.159。

準備材料（單位為紙杯）

- 蘋果 1 杯（或 1½ 杯）
- 甜菜根 ½ 杯
- 高麗菜 1 杯（或 1½ 杯）
- 水 ½ 杯

步驟

1. 挑掉蘋果籽，連皮切塊。
2. 將去皮的甜菜根切塊。
3. 將洗好的高麗菜切成適合放入杯子的大小。
4. 將三種材料與水放入調理機，打至泥狀後即可飲用。

Tips 可根據攝取後的個人反應與喜好，先將甜菜根切塊蒸熟十五分鐘左右後放涼再使用。榨成有粗纖維可以咀嚼的粥狀舀來吃。

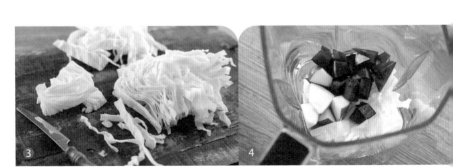

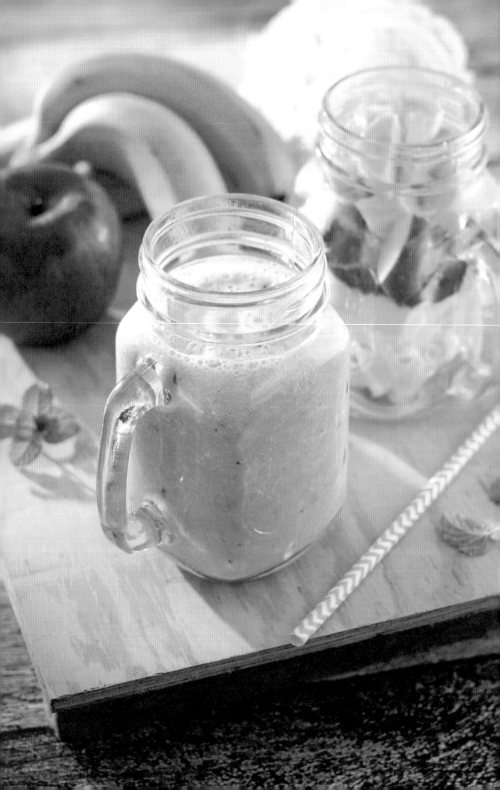

糖尿病 OK!

ABC 果汁③

吃蒸熟的甜菜根仍有不適時，可以改喝這款果汁，對腸胃更加緩和，還有助眠的效果。詳見 p.157 ～ p.159。

準備材料（單位為紙杯）

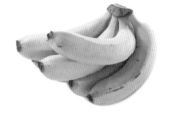

- 蘋果 1 杯（或 1½ 杯）
- 香蕉半根
- 高麗菜 1 杯（或 1½ 杯）
- 水 ½ 杯或低脂牛奶 ½ 杯

步驟

1. 挑掉蘋果籽，連皮切塊。
2. 準備半根去皮的香蕉。
3. 將洗好的高麗菜切成適合放入杯子的大小。
4. 將三種材料放入調理機，並依據喜好加入水或低脂牛奶，打至泥狀即可飲用。

Tips　榨成有粗纖維可以咀嚼的粥狀舀來吃。

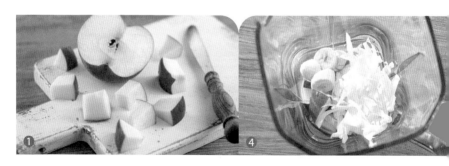

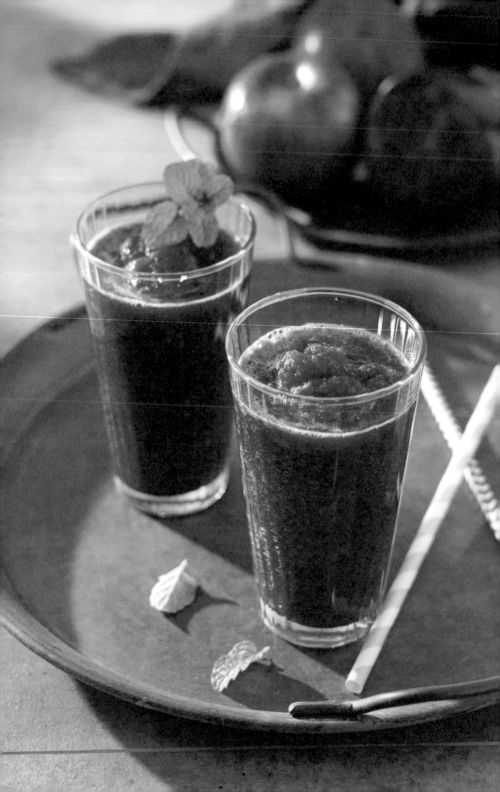

ABC 果汁 ①

雖然是專為高血壓設計的 ABC 果汁，但因甜菜根具有能降低血壓的成分，可能會造成治療上的誤判，飲用時須詢問醫生的專業意見。詳見 p.160。

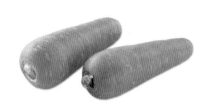

準備材料（單位為紙杯）

- 蘋果 1 杯（或 1½ 杯）
- 甜菜根 ⅓ 杯
- 紅蘿蔔 1 杯
- 水 ½ 杯

步驟

1. 挑掉蘋果籽，連皮切塊。
2. 將去皮的甜菜根切塊。
3. 紅蘿蔔連皮切塊。
4. 將三種材料與水放入調理機中，打至泥狀後即可飲用。

Tips 可根據攝取後的個人反應與喜好，先將甜菜根切塊蒸熟十五分鐘左右後放涼再使用。榨成有粗纖維可以咀嚼的粥狀啗來吃。

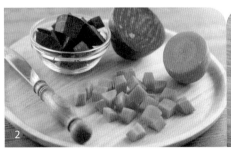

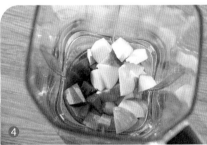

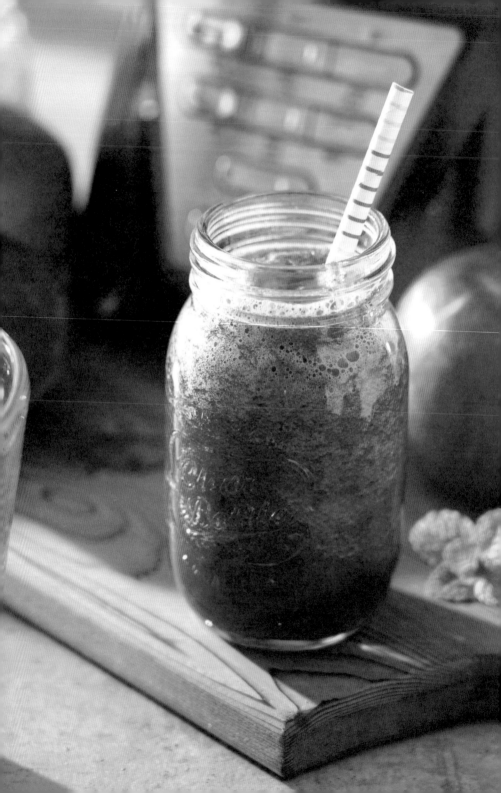

ABC 果汁 ②

換成高麗菜對腸胃更好，更有助於吸收，但是因為仍有甜菜根，所以飲用時需注意血壓下降造成醫療誤判等問題。詳見 p.160。

準備材料（單位為紙杯）

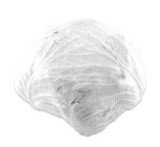

- 蘋果 1 杯（或 1½ 杯）
- 甜菜根 ⅓ 杯
- 高麗菜 1½ 杯（或 2 杯）
- 水 ½ 杯

步驟

1. 挑掉蘋果籽，連皮切塊。
2. 將去皮的甜菜根切塊。
3. 將洗好的高麗菜切成適合放入杯子的大小。
4. 將三種材料與水放入調理機中，打至泥狀後即可飲用。

Tips　可根據攝取後的個人反應與喜好，先將甜菜根切塊蒸熟十五分鐘左右後放涼再使用。榨成有粗纖維可以咀嚼的粥狀舀來吃。

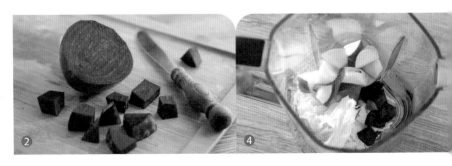

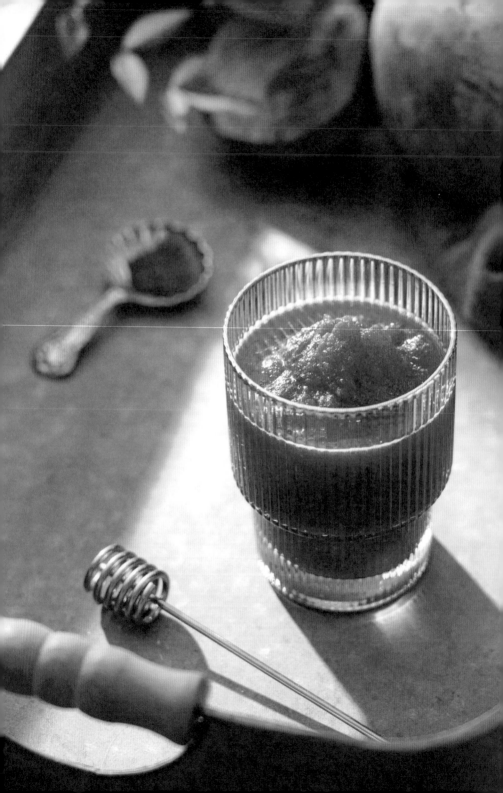

ABC 果汁①

由蘋果、甜菜根、紅蘿蔔製成的 ABC 果汁，調整成適合腸胃不適的人喝的食材比例。紅蘿蔔先蒸後再放入調理機中，有助於腸胃吸收。詳見 p.161 ～ p.163。

準備材料（單位為紙杯）

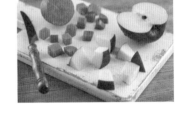

- 蘋果 1 杯（或 1½ 杯）
- 甜菜根 ⅓ 杯
- 紅蘿蔔 1 杯
- 水 ⅔ 杯

步驟

1. 挑掉蘋果籽，連皮切塊。
2. 將去皮的甜菜根切塊，蒸十五分鐘左右後放涼。
3. 紅蘿蔔帶皮切塊，蒸十五分鐘左右後放涼。
4. 將三種材料與水放入調理機中，打至泥狀後即可飲用。

Tips 榨成有粗纖維可以咀嚼的粥狀舀來吃。

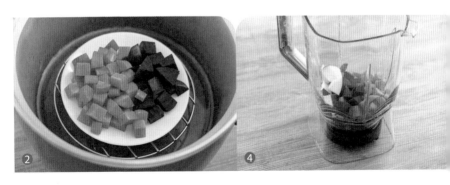

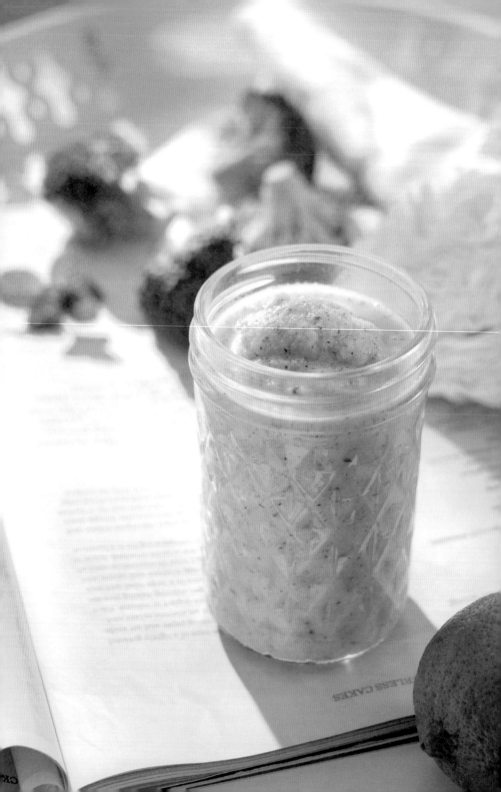

腸胃不適 OK!

ABC 果汁②

由蘋果、青花菜與高麗菜組成的 ABC 果汁，青花菜與高麗菜同樣需要蒸熟後食用。詳見 p.161 ～ p.163。

準備材料（單位為紙杯）

- 蘋果 1 杯
- 青花菜 1½ 杯
- 高麗菜 1½ 杯
- 低脂牛奶 ½ 杯水或 ½ 杯

步驟

1. 挑掉蘋果籽，連皮切塊。
2. 將洗好的青花菜花球和花梗分開，切成適合入口的大小後蒸熟。
3. 將蒸好的高麗菜切成適合放入杯子的大小。
4. 將三種材料放入調理機中，依據喜好加入水或低脂牛奶，打成泥後即可飲用。完成後如果不怕酸的話可以加檸檬汁。

Tips 榨成有粗纖維可以咀嚼的粥狀舀來吃。

高麗菜的蒸法

· 用蒸氣蒸熟

　加入少許的水到蒸鍋，待水沸騰，放入高麗菜，三十秒後關火。蓋上鍋子放置五分鐘後再使用，或是用小火再蒸五分鐘左右也可以。這樣被破壞的營養素會比氽燙方式少，也能保持清脆的口感。

· 用熱水蒸熟

　將摘下來的高麗菜葉放到容器後，倒入熱水。放置一分鐘後，擦乾水分，或是用冷水再清洗一次後即可使用。

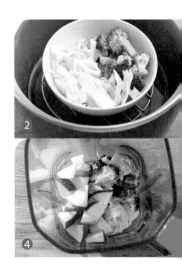

結語

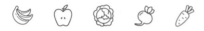

用 ABC 果汁
守護自己與家人健康

　　直到這裡，我們了解了 ABC、ACC 和 BBC 果汁的功效，以及低碳高脂菜單。為了治療特定疾病而實踐這些療法是好事，但是為了守護未來的健康模樣和現在的健康，調整菜單和攝取 ABC、ACC 和 BBC 果汁，更是愛護自己的方式。

　　隨著歲數增長，我們只要動一下就會感到疲勞。以前光是看到葉子滾動也能和朋友嘻笑整天，但是現在的我們除了身體上的疲勞，也對一成不變的日常生活產生了倦怠感。

　　在這樣的日常生活中，四季更迭，我們又長了一歲，經歷身心上的變化。平均壽命逐漸增長，醫學和社會不斷發展，新的疾病也隨之出現。

為了往後也會持續下去的美麗人生，我建議各位從現在起飲用 ABC、ACC 和 BBC 果汁，調理好身體健康。

在我們剩餘的人生當中，今天是最美最年輕的一天，我們的身體不是自己一個人的，管理健康是為了愛我們的人，也是為了我們的所愛之人。因為對他們來說，我們是不可或缺的存在。

喝下充實一天的 ABC、ACC 和 BBC 健康果汁，守護自己、守護我們的所愛之人吧。

我的愛人對我說。
我需要你

所以
我照顧好自己
走路時小心腳下
深怕一滴落雨
會將我砸死。

——〈早晚必讀〉貝托爾特・布萊希特

參考文獻

論文、資料

- Tine Louise Launholt, Christina Blanner Kristiansen, Peter Hjorth, Safety and side effects of apple vinegar intake and its effect on metabolic parameters and body weight: a systematic review, *European Journal of Nutrition,* 2020.

- S Park, HK Son, HC Chang, JJ Lee, *Effects of Cabbage-Apple Juice Fermented by Lactobacillus plantarum EM on Lipid Profile Improvement and Obesity Amelioration in Rats,* 2020, 12(4)

- 沈奉燮、李鳳珍，《美容機能食品市場動向》，2019，23-37

- 沈娜美、金秀珍、崔智源、郭采仲，《過重、肥胖中年女性之內臟脂肪型肥胖造成的代謝性健康、發炎指標與飲食習慣之比較》，2018，219

- Christopher Thompson, Anni Vanhatalo, Stefan Kadach, Lee J Wylie, Jonathan Fulford, Scott K Ferguson, Jamie R Blackwell, Stephen J Bailey, Andrew M Jones, *Discrete physiological effects of beetroot juice and potassium nitrate supplementation following 4-wk sprint interval training,* 2018.

- Jang Byeong-Ju A Study on Food Service Users' Detox Life, Food Therapy, Intention of Eatingout Behavior and Quality of Life, *Journal of Tourism and Leisure Research,* 2018, 30(5):397-415

- Raúl Domínguez, Eduardo Cuenca, José Luis Maté-Muñoz,

OrcID,Pablo García-Fernández, Noemí Serra-Paya, María
Carmen Lozano Estevan, OrcID,Pablo Veiga Herreros, Manuel
Vicente Garnacho-Castaño, OrcID, Effects of beetroot juice
supplementation on cardiorespiratory endurance in athletes, A
systematic review, *Nutrients*, 2017, 9(1)

- Eun-mi Kim, *Effects of Extraction Methods on Antioxidative
  Properties of Carrot, Apples, and Blueberry Juices,* 2017, 23(3):166-
  173

- 南在賢，《南先生的處方籤》〈內臟脂肪更可怕〉，2016，
  (2):58-59

- Melania Gaggini, Chiara Saponaro, Amalia Gastaldelli, Not
  all fats are created equal: adipose vs. ectopic fat, implication
  in cardiometabolic diseases, *Horm Mol Biol Clin Invest,* 2015,
  22(1):7-18

- Kim Ki Jin, How are Responses of Inflammatory Markers to an
  Increased Visceral Fat in Nonobese Middle-aged Male Subjects,
  Journal of Living Science Research, 2014, 40:139-147

- 金泳書，《健康第一：互不相同的舊病「現代病」》，2014，
  4:108-109

- Soon-Mi Shim, Dual Effect of Detox Food Ingredients on Lipolysis
  and Antioxidation, 2013, 18(1):25-28

- T P Wycherley, G D Brinkworth, J B Keogh, M Noakes, J D Buckley,
  P M Clifton, Long-term Effects of Weight Loss With a Very *Low*

Carbohydrate and Low Fat Diet on Vascular Function in Overweight and Obese Patients, 2010, 267(5):452-61

- Kim Ki-jin·Ahn Na-Young·Hong Chang-Bae, Effects of visceral ovesity on metabolic syndrome, *Health & Sports Medicine,* 2007, 9(2):41-48
- Seong-Gyu Ko, Abdominal Obesity as a Risk Factor of Lacunar Infarction in *Korean Women, Korean J Orient.Int, Med,* 2003, 24(3):616-625
- J Robertson, W G Brydon, K Tadesse, P Wenham, A Walls, M A Eastwood, The effect of raw carrot on serum lipids and colon function, *The American Journal of Clinical Nutrition,* 1979. 32(9): 1889-1892

圖書

- 主婦之友社,《糖質オフで即やせレシピ》,主婦之友社, 2016.
- Aurell, Lina,Clase, Mia, *Food Pharmacy: A Guide to Gut Bacteria, Anti-Inflammatory Foods, and Eating for Health.*
- 馬克‧威廉斯,《老的藝術:高齡醫學權威的身心抗老祕方》,天下文化,2020。
- 吉米‧摩爾、艾瑞克‧魏斯特曼,《生酮治病飲食全書:酮體自救飲食者最真實的成功告白》,柿子文化,2017。
- 미니,《주스&스무디》, 덴스토리 (DESTORY), 2016 년 .

- Anderson, *Heather Arndt, Breakfast: A History,* Altamira Press, 2013.
- 한국여성민우회, 《뚱뚱해서 죄송합니까?》, 후마니타스, 2013 년.
- 植森美緒, 《腹だけ せる技術》, メディアファクトリ, 2012.
- 박준상, 《1 박 2 일 디톡스》, 라온북, 2013 년.

網站

- http://www.rda.go.kr（農村振興廳）
- https://www.mfds.go.kr（食品藥物管理局）
  www.carrotmuseum.com

HealthTree
健康樹　健康樹系列 157

ABC 懶人瘦身蔬果汁：

蘋果‧甜菜根‧紅蘿蔔，**3** 種食材 × 每天一杯，快速瘦肚、高效減脂，喝出紅潤好氣色！
기적의 ABC 주스

作　　　者	柳炳旭
譯　　　者	林芳如
總 編 輯	何玉美
主　　編	紀欣怡
責任編輯	盧欣平
封面設計	張天薪
版型設計	葉若蒂
內文排版	許貴華

出版發行	采實文化事業股份有限公司
行銷企畫	陳佩宜‧黃于庭‧馮羿勳‧蔡雨庭‧陳豫萱
業務發行	張世明‧林踏欣‧林坤蓉‧王貞玉‧張惠屏
國際版權	王俐雯‧林冠妤
印務採購	曾玉霞
會計行政	王雅蕙‧李韶婉‧簡佩鈺
法律顧問	第一國際法律事務所　余淑杏律師
電子信箱	acme@acmebook.com.tw
采實官網	www.acmebook.com.tw
采實臉書	www.facebook.com/acmebook01

I S B N	978-986-507-296-4
定　　價	360 元
初版一刷	2021 年 4 月
劃撥帳號	50148859
劃撥戶名	采實文化事業股份有限公司
	10457 台北市中山區南京東路二段 95 號 9 樓
	電話：(02) 2511-9798　　傳真：(02) 2571-3298

國家圖書館出版品預行編目資料

ABC 懶人瘦身蔬果汁：蘋果‧甜菜根‧紅蘿蔔，3 種食材 ×
每天一杯，快速瘦肚、高效減脂，喝出紅潤好氣色！/ 柳炳
旭（유병욱）著；林芳如譯. -- 初版 . -- 臺北市：采實文化事
業股份有限公司 , 2021.04

240 面；14.8 x 21 公分 . -- (健康樹；157)

譯自 : 기적의 ABC 주스

ISBN 978-986-507-296-4(平裝)

1. 食療 2. 果菜汁

418.915　　　　　　　　　　　　　　　　110002447

기적의 ABC 주스
Copyright ©2020 by Yoo Byung Wook
All rights reserved.
Original Korean edition published by
BOOKSGO Co., Ltd.
Chinese(complex) Translation rights
arranged with BOOKSGO Co., Ltd.
Chinese(complex) Translation Copyright
©2021 by ACME Publishing Co., Ltd.
Through M.J. Agency, in Taipei.

采實出版集團
ACME PUBLISHING GROUP

版權所有，未經同意不得
重製、轉載、翻印